PERSPECTIVAS EN MEDICINA:

Hepatopatías asociadas a exposición a tóxicos laborales

© **PERSPECTIVAS EN MEDICINA: Hepatopatías asociadas a exposición a tóxicos laborales**

© Cristina Espuche Jiménez, María Espuche Jiménez, Rosa María Fernández Martínez, Inmaculada Torres Fernández, Ana María Reche Rodríguez, Andrés Fernando Rojas Gutiérrez

ISBN Libro en papel: 978-84-685-8489-8

ISBN eBook en PDF: 978-84-685-8490-4

1ª EDICION

Septiembre 2024

Impreso en España

Editado por Asociación Murciana de Desarrollo Profesional de las Profesiones Sanitarias

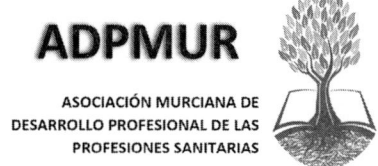

Autores:

Cristina Espuche Jiménez

- Graduada en Medicina por la Universidad de Murcia
- Médico Interno Residente de Aparato Digestivo
- Máster en Prevención de Riesgos Laborales de la Universidad Miguel Hernández de Elche

María Espuche Jiménez

- Graduada en Medicina por la Universidad de Murcia
- Médico Interno Residente de Medicina Familiar y Comunitaria
- Máster en Prevención de Riesgos Laborales de la Universidad Miguel Hernández de Elche

Rosa María Fernández Martínez

- Graduada en Medicina por la Universidad Miguel Hernández de Elche
- Médico especialista en Medicina Familiar y Comunitaria
- Máster en Prevención de Riesgos Laborales de la Universidad Miguel Hernández de Elche

Inmaculada Torres Fernández

- Graduada en Medicina por la Universidad de Granada
- Médico especialista en Medicina Familiar y Comunitaria
- Máster en Alimentación en la actividad física y el deporte. Universidad Oberta de Cataluña

Ana María Reche Rodríguez

- Graduada en Medicina por la Universidad de Murcia
- Médico especialista en Medicina Familiar y Comunitaria
- Máster en Urgencias y Emergencias de la Universidad Católica San Antonio de Murcia
- Máster en Prevención de Riesgos Laborales de la Universidad Miguel Hernández de Elche

Andrés Fernando Rojas Gutiérrez

- Graduado en Medicina en la Universidad de la Sabana, Bogotá, Colombia
- Médico Especialista en Medicina Familiar y Comunitaria
- Máster en Dirección y Gestión Sanitaria en la Universidad de la Rioja
- Máster en Prevención de Riesgos Laborales de la Universidad Miguel Hernández de Elche

El buen médico trata la enfermedad; el gran médico trata al paciente con la enfermedad

William Osler

Prólogo de la colección

En Ciencias de la Salud nos encontramos con diferentes situaciones en cada momento, situaciones a las cuales hay que dar respuesta de forma rápida y efectiva, ya que como profesionales buscamos la excelencia en los cuidados que proporcionamos tanto de nuestros pacientes como a la población.

Por este motivo presentamos esta colección de PERSPECTIVAS EN MEDICINA, que desde una perspectiva práctica desarrollamos una serie de aspectos básicos y actualizaciones para el FACULTATIVO SANITARIO ESPECIALISTA.

Esta obra está coordinada, revisada y validada con **ref. 2024/0954** por un panel de expertos de la Sociedad Científica **ADPMUR, Asociación Murciana de Desarrollo Profesional de las Profesiones Sanitarias** bajo el número de inscripción 14.112/1a, entre cuyos fines está el difundir y promocionar el desarrollo profesional continuo mediante la formación continuada en las profesiones sanitarias.

En ningún momento nuestras pretensiones son sustituir los manuales existentes ni hacer propias las fuentes utilizadas, sino disponer de una guía para la mejora de nuestro desempeño en el trabajo.

Quisiera agradecer personalmente a todos los autores que han participado en la colección ya que han realizado un trabajo envidiable y los animo a continuar en esta dirección.

Presidente de ADPMUR / Coordinador de la colección

Juan A. Flores Martín

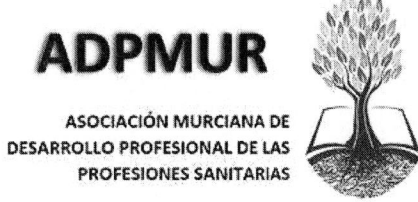

ADPMUR

ASOCIACIÓN MURCIANA DE DESARROLLO PROFESIONAL DE LAS PROFESIONES SANITARIAS

Contenido

1. RESUMEN 1

1. INTRODUCCIÓN 3

    1.1. MORFOLOGÍA Y FUNCIONES DEL HÍGADO 3
    1.2. CONTEXTO EPIDEMIOLÓGICO 6
    1.3. PATOGENIA 7
    1.4. SÍNDROMES CLÍNICO-PATOLÓGICOS 8
        1.4.1. *HEPATITIS AGUDAS* 8
        1.4.2. *HEPATITIS AGUDA COLESTÁSICA* 10
        1.4.3. *HEPATITIS CRÓNICAS* 10
    1.5. FACTORES DE RIESGO EXTRALABORALES 11
    1.6. HEPATOTÓXICOS LABORALES 12
        1.6.1. *HIDROCARBUROS ALIFÁTICOS CLORADOS* 13
        1.6.2. *HIDROCARBUROS ALIFÁTICOS BROMADOS* 14
        1.6.3. *HIDROCARBUROS ALIFÁTICOS FLUORADOS* 15
        1.6.4. *HIDROCARBUROS ALIFÁTICOS NITROGENADOS* 16
        1.6.5. *HIDROCARBUROS AROMÁTICOS* 17
        1.6.6. *HIDROCARBUROS CÍCLICOS HALOGENADOS* 18
        1.6.7. *AMIDAS Y AMINAS* 20
        1.6.8. *MEZCLAS DISOLVENTES* 21
        1.6.9. *CLORURO DE VINILO* 21
        1.6.10. *METALES* 22
        1.6.11. *DIFENILOS (BIFENILOS; FENILBENCENOS)* 24
        1.6.12. *OTROS* 24
        1.6.13. *TÓXICOS AGRÍCOLAS* 25
        1.6.14. *TÓXICOS EN EL ÁMBITO HOSPITALARIO* 26

2. JUSTIFICACIÓN 28

3. OBJETIVOS 29

4. MATERIAL Y MÉTODO 30

    4.1. DISEÑO DEL ESTUDIO 30
    4.2. BASES DE DATOS 31
    4.3. TÉRMINOS DE BÚSQUEDA 32
    4.4. LÍMITES DE BÚSQUEDA 33
    4.5. CRITERIOS DE SELECCIÓN 33

5. RESULTADOS 34

6. DISCUSIÓN 46

    6.1. RESULTADOS RELACIONADOS CON FACTORES DE RIESGO EXTRALABORALES 47
    6.2. RESULTADOS RELACIONADOS CON LOS PRINCIPALES AGENTES HEPATOTÓXICOS 51
    6.3. RESULTADOS RELACIONADOS CON LOS PRINCIPALES SÍNDROMES CLÍNICO-PATOLÓGICOS 65
    6.4. VALORACIÓN Y VIGILANCIA DE LA SALUD 70

7. CONCLUSIONES 78

8. REFERENCIAS BIBLIOGRÁFICAS 81

1. Resumen

El hígado es un órgano crítico para numerosos procesos fisiológicos, entre los que destaca la regulación de la mayor parte de los niveles químicos de la sangre y posterior eliminación de sustancias nocivas excretadas a través de un producto llamado bilis o a través de la sangre. Posteriormente se crean subproductos que son eliminados del organismo por el intestino en forma de heces o por los riñones en forma de orina. El presente trabajo pretende indagar acerca de la exposición de los profesionales a agentes químicos que puedan ser tóxicos y causa de enfermedades hepáticas; así como intentar establecer como finalidad última, una estrategia preventiva, identificando este grupo de agentes, los factores implicados en dicha exposición y la posterior aparición de una hepatopatía. Se realizó una revisión sistemática de estudios sobre la relación entre tóxicos laborales y hepatopatías, evaluando tanto efectos agudos como crónicos para desarrollar estrategias preventivas. Se utilizaron bases como PubMed/MEDLINE, Scielo y plataformas como EBSCO y WEB OF SCIENCE, además de manuales, libros, revistas y guías clínicas. Se usaron términos relacionados con hepatopatías y exposición laboral a tóxicos, combinados con "OR" y "AND" para una búsqueda exhaustiva. Se priorizaron estudios sobre exposición laboral prolongada, efectividad de programas de salud y competencias necesarias para prevención, incluyendo solo publicaciones de los últimos diez años. Finalmente fueron seleccionados 14 artículos que cumplían con los criterios de inclusión y exclusión. En ellos se obtuvo como resultado una evidencia significativa acerca de la relación entre la exposición a sustancias hepatotóxicas y el desarrollo de enfermedades hepáticas. Los trabajadores expuestos a estos tóxicos muestran una mayor probabilidad de sufrir daño hepático, así como de experimentar otras complicaciones relacionadas con la salud hepática. Es crucial considerar factores como la edad, género, estado nutricional, condiciones hepáticas previas y genética al evaluar el riesgo de daño hepático por exposición laboral a sustancias tóxicas. La identificación temprana de trabajadores en riesgo y medidas preventivas adaptadas son fundamentales para proteger la salud hepática. Abordar integralmente los riesgos asociados con tóxicos laborales es esencial para garantizar un entorno de trabajo seguro, requiriendo la colaboración entre empleadores, trabajadores, reguladores y profesionales de la salud para implementar estrategias efectivas de control de riesgos y promover prácticas seguras.

Palabras clave: hígado, tóxicos, hepatopatía.

1. Introducción

El hígado es la glándula más grande del cuerpo humano y uno de los órganos más esenciales. Se encuentra en la parte superior derecha del abdomen y en adultos pesa generalmente entre 1.400 y 1.500 gramos.

1.1.   MORFOLOGÍA Y FUNCIONES DEL HÍGADO

El hígado es un órgano vital que realiza numerosas funciones esenciales para el mantenimiento de la salud y el equilibrio interno. Está compuesto principalmente por hepatocitos y células de Kupffer, que desempeñan un papel crucial en la función inmunológica y defensiva del hígado. Estos elementos se organizan junto con el sistema arterial y venoso en el "acino hepático", la unidad estructural y funcional del hígado.

El flujo sanguíneo hepático es de aproximadamente 1.5 litros por minuto, representando el 25-30% del gasto cardíaco. El 75% del flujo proviene de la vena porta, con un 50-55% de contenido de oxígeno, mientras que el 25-30% restante es suministrado por la arteria hepática, que tiene un alto contenido de oxígeno.

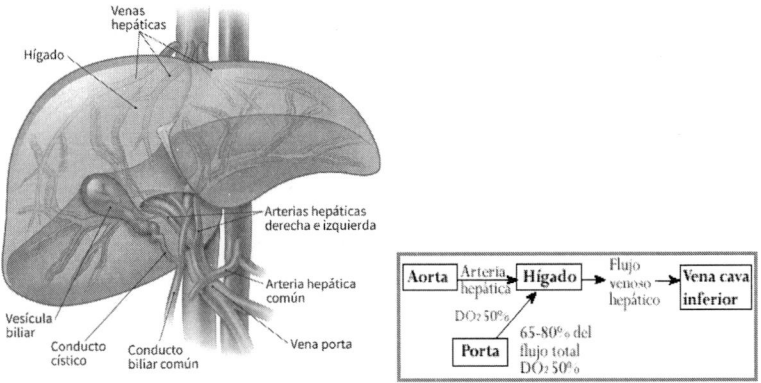

Figura 1. Anatomía vascular del hígado. Esquema flujo sanguíneo hepático. *Fuente: elaboración propia a partir de la Asociación Catalana de Pacientes hepáticos.*

La estructura microscópica del parénquima hepático se puede entender a través de dos modelos: el modelo acinar y el modelo de lóbulo tradicional.

3

o   El modelo acinar (o de Rappaport): el acino tiene un pequeño tracto porta en el centro y vénulas hepáticas terminales en la periferia, dividido en tres zonas con diferentes niveles de oxígeno y nutrientes.

- La zona 1 (periportal) recibe sangre con los niveles más altos de oxígeno y nutrientes.

- La zona 3 (perivenular) se encuentra en la periferia y es más vulnerable a las agresiones circulatorias debido a la menor concentración de oxígeno y nutrientes.

- La sangre fluye desde las áreas porta hacia las venas centrales, y los hepatocitos de cada zona están adaptados a sus microubicaciones específicas. Los de la zona 1 realizan procesos como gluconeogénesis y beta oxidación de ácidos grasos, mientras que los de la zona 3 se encargan más de la glucólisis y la lipogénesis.

o   Modelo de lóbulo tradicional:

- La vénula hepática terminal o vena central es la estructura central de la microcirculación.

- La zona centrolobulillar se encuentra en el centro, mientras que la periferia está delimitada por tractos porta, y el parénquima circundante se denomina periportal.

Ambos modelos proporcionan una comprensión detallada de la organización estructural y funcional del hígado.

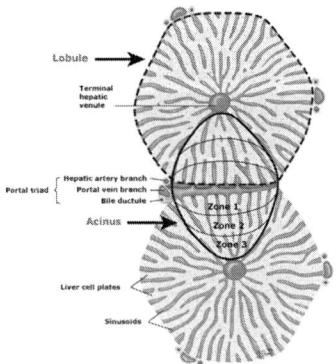

Figura 2. Microcirculación hepática. *Fuente: Interpretation of nontargeted liver biopsy*

4

findings in adults. [Internet]. 2024.

Las <u>funciones esenciales del hígado</u> son:

- **Almacenamiento de nutrientes**: Guarda vitaminas, minerales, hierro y azúcares necesarios para el funcionamiento del cuerpo.

- **Procesamiento de alimentos**: Transforma los alimentos en sustancias y energía para la nutrición y actividades diarias.

- **Descomposición de sustancias nocivas:** Metaboliza sustancias químicas dañinas del cuerpo.

- **Producción de proteínas:** Sintetiza proteínas vitales para combatir infecciones y coagular la sangre.

- **Regulación de hormonas:** Controla los niveles hormonales y otras sustancias químicas en la sangre.

- **Eliminación de toxinas y bacterias:** Filtra toxinas y bacterias perjudiciales, incluyendo el alcohol.

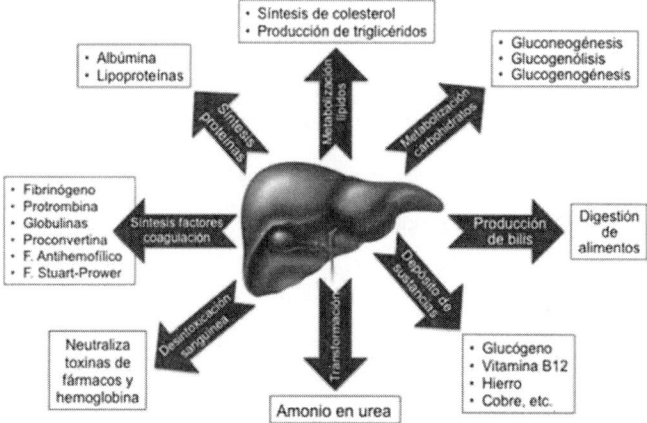

Figura 3. Esquema de la fisiología del hígado. *Fuente: Anatomía Quirúrgica y Radiológica del Hígado. Fundamentos para las Resecciones Hepáticas. Int. J. Morphol. [Internet].*

2017.

El hígado es capaz de llevar a cabo estas tareas gracias al trabajo conjunto de millones de células que trabajan de manera coordinada. A medida que los alimentos se digieren en el estómago e intestinos, las sustancias absorbidas pasan al torrente sanguíneo y luego al hígado. Allí, las células hepáticas las degradan, purifican y sintetizan productos necesarios, mientras eliminan los productos nocivos.

Sin embargo, el hígado está expuesto a diversas situaciones perjudiciales que pueden afectar su función. La enfermedad hepática avanzada es una de las complicaciones más graves, causada por diversas razones y que puede impedir que el hígado realice sus funciones correctamente. Una dificultad en la detección de la enfermedad hepática es que en muchos casos es asintomática y los síntomas del fallo hepático pueden no manifestarse hasta que la enfermedad está en una etapa avanzada.

1.2. CONTEXTO EPIDEMIOLÓGICO

Las lesiones hepáticas causadas por xenobióticos, que son sustancias biológicamente activas de origen externo, pueden representar una proporción baja pero significativa de las enfermedades hepáticas. Aunque a menudo pasan desapercibidas, estas lesiones tienen características distintivas que las hacen particularmente interesantes:

a) En muchos casos, estas lesiones son graves y pueden tener una mortalidad significativa.

b) La interrupción de la exposición al tóxico suele ir seguida, aunque no siempre, de una mejora en la lesión hepática, mientras que el mantenimiento de la exposición puede empeorarla.

c) En algunas situaciones, las reacciones a los xenobióticos pueden ser impredecibles, y pueden estar influenciadas por factores más allá de la toxicidad intrínseca del xenobiótico en sí.

El hepatocito desempeña un papel crucial en la relación con estos xenobióticos, ya que es responsable de transformar sustancias liposolubles en formas hidrosolubles que pueden ser eliminadas por los riñones.

Este proceso de detoxificación se lleva a cabo a través de <u>dos tipos principales de reacciones</u>:

- **Las reacciones de la fase I,** también conocidas como **biotransformación u oxidación microsomal,** que son mediadas por enzimas del sistema citocromo P450, citocromo NADPH c reductasa y fosfatidilcolina. Estas reacciones convierten los xenobióticos en metabolitos más polares y, a menudo, más tóxicos.

- **Las reacciones de la fase II, o reacciones de conjugación,** en las que los xenobióticos ya metabolizados en la fase I se combinan con grupos hidrosolubles, principalmente ácido glucurónico, glutatión o sulfato, para facilitar su excreción por la orina o la bilis.

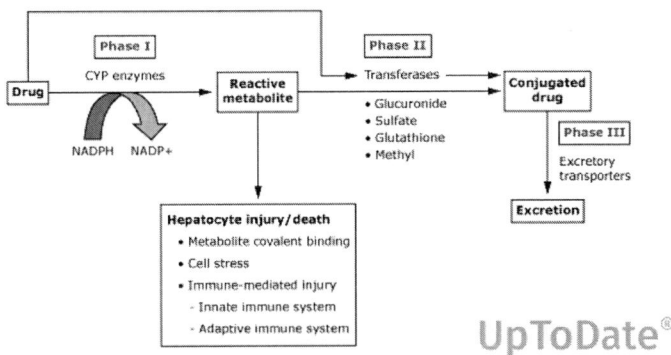

Figura 4. Esquema del metabolismo hepático de fármacos. *Fuente: Drugs and the liver: Metabolism and mechanisms of injury [Internet]. 2023.*

Esta capacidad del hígado para metabolizar y eliminar xenobióticos es esencial para proteger el cuerpo de los daños causados por estas sustancias potencialmente tóxicas.

1.3.   PATOGENIA

En el lobulillo hepático, los xenobióticos pueden causar dos tipos de lesiones hepáticas directas en los hepatocitos:

- **Lesión periportal**: Algunos xenobióticos, como el fósforo, pueden dañar directamente los hepatocitos al ingresar al hígado. Este daño ocurre cerca del espacio porta, donde se encuentran las ramas de la vena porta y los conductos biliares.

- **Lesión centrolobulillar**: Otros xenobióticos, como el tetracloruro de carbono, se vuelven tóxicos después de ser metabolizados por las enzimas oxidativas microsomales en la fase I. Este daño afecta la región centrolobulillar, cerca de la vena central del lobulillo hepático.

Estos mecanismos de daño son dosis-dependientes, predecibles y se manifiestan en pocos días. Sin embargo, también existen mecanismos idiosincráticos en los que los individuos pueden tener una mayor capacidad para producir metabolitos reactivos o una menor capacidad para neutralizarlos. Estos efectos son impredecibles, independientes de la dosis y tienen una latencia más prolongada.

El daño hepático puede resultar de la unión covalente de metabolitos reactivos a proteínas o lípidos intracelulares, aumentando el estrés oxidativo y causando muerte celular. Además, los metabolitos pueden actuar como haptenos, induciendo una respuesta inmune adaptativa que ataca a los hepatocitos, provocando inflamación periportal y elevación de transaminasas.

La colestasis, interrupción del flujo biliar, puede ocurrir por daño en la vía biliar intrahepática, y puede presentarse en diferentes formas según el mecanismo subyacente, ya sea inmune o por alteraciones en las proteínas transportadoras del polo biliar.

1.4. SÍNDROMES CLÍNICO-PATOLÓGICOS

1.4.1. HEPATITIS AGUDAS

La hepatitis aguda se distingue por la necrosis hepatocelular, siendo este el fenómeno histopatológico predominante. Clínicamente, se presenta con síntomas como astenia, dolor abdominal, ictericia, prurito, heces pálidas y orina oscura, sin diferenciarse claramente de las hepatitis víricas agudas. Hay una notable elevación de las

8

transaminasas (hasta 100 veces el valor normal) y de la bilirrubina directa (hasta 10 veces el valor normal). También se observa un aumento de la fosfatasa alcalina y de la gamma glutamil-transferasa, aunque en menor medida comparado con la colestasis. Es fundamental monitorear la tasa de protrombina, ya que una disminución por debajo del 50% requiere vigilancia estrecha del paciente ante el riesgo de fallo hepático, pudiendo llegar a necesitar un trasplante hepático en casos severos. La presencia de dermatitis, fiebre y eosinofilia puede sugerir mecanismos inmunológicos, potencialmente desencadenando un síndrome de Stevens-Johnson. Con tratamiento adecuado, la recuperación suele ser completa.

La evolución típica de la hepatitis aguda comienza con una fase inicial, generalmente sin ictericia, caracterizada por dolor abdominal y fatiga, seguida de un aumento de las transaminasas aproximadamente 48 horas después de la exposición, que a menudo es consecuencia de ingesta accidental, tentativa suicida o inhalación de sustancias tóxicas. Los signos tempranos de gravedad son escasos, pero pueden incluir la disminución de los factores de coagulación o daño en varios órganos (como el sistema nervioso central en el caso de disolventes, o daño renal con sustancias como el tetracloruro de carbono o el dibromoetano). La evolución depende típicamente de la dosis total de la sustancia. Los casos de hepatitis fulminante con riesgo mortal, caracterizados por insuficiencia hepatocelular, encefalopatía y trastornos de coagulación, son raros (ejemplos incluyen el 2-nitropropano y el 1,2-bromoetano) y generalmente están asociados con ingestas masivas.

El 1,3-dicloropropeno también podría desencadenar hepatitis aguda, aunque no se han documentado casos en humanos. Sin embargo, se ha demostrado que su contacto reduce rápidamente la cantidad de glutatión en el plasma. Otras sustancias implicadas, aunque menos frecuentemente, son el fenol, el peróxido de metiletilcetona, el dinitrofenol y el dinitro-ortocresol.

Principales tóxicos a los que se les relaciona con la hepatitis aguda tóxica	
• Tetracloruro de carbono	• Hidracina
• 1,2 dicloropropano	• Nitrosaminas
• 1,2 dicloroetano y 1,2 dibromoetano	• Plomo
• Bromobenceno y clorobenceno	• Arsénico
• 2-nitropropano	• Fósforo (blanco, fosfuro de Zn)
• Dimetilformamida	• Compuestos orgánicos de Estaño
• Piridina (sólo hepatotóxica por	
• vía oral. Exposición laboral poco frecuente)	

Tabla 1. *Tóxicos asociados a hepatitis aguda tóxica. Fuente: Hepatopatías tóxicas laborales. Instituto Nacional de Seguridad e Higiene en el trabajo. 2011.*

1.4.2. HEPATITIS AGUDA COLESTÁSICA

Además de las características previamente mencionadas, es común detectar signos de obstrucción de la vía biliar intrahepática, como hiperbilirrubinemia conjugada (causante de prurito) y aumento de fosfatasas alcalinas (FAL), con una relación ALT/FAL inferior a 2. Aunque el aumento significativo de FAL no permite diferenciar entre colestasis intrahepática y extrahepática, es un indicador relevante. El diagnóstico diferencial principal es con tumores hepáticos. Fisiopatológicamente, el daño hepático incluye lesiones en los conductos biliares interlobulillares, generalmente por procesos inflamatorios inmunológicos. Sustancias como el MDA y el DDM están asociadas con estas manifestaciones y pueden mostrar recuperación a largo plazo, como en el síndrome de Epping.

Tóxicos que pueden causar una hepatitis aguda colestásica
• DDM (4,4'Diaminodifenolmetano)
• MDA (metilendianilina)
• Tetracloroetano

Tabla 2. *Hepatitis aguda colestásica y principales tóxicos asociados. Fuente: Hepatopatías tóxicas laborales. Instituto Nacional de Seguridad e Higiene en el trabajo. 2011.*

1.4.3. HEPATITIS CRÓNICAS

Las hepatitis crónicas se definen por la persistencia de inflamación y necrosis hepática durante más de seis meses. Actualmente, se clasifican según el grado de actividad y la presencia de fibrosis. Por ejemplo, la "hepatitis crónica persistente" se caracteriza por una actividad mínima o leve y una fibrosis ausente o leve, mientras que la "hepatitis crónica lobulillar" implica una actividad leve o moderada y fibrosis ligera. En contraste, la "hepatitis crónica activa" puede presentar cualquier grado de actividad y fibrosis, pero tiene una tendencia a avanzar hacia una cirrosis irreversible. En el contexto de hepatitis asociadas a sustancias tóxicas laborales, estas suelen afectar a trabajadores con exposición crónica a productos que previamente han sensibilizado el hígado, provocando un daño hepático inicial de origen inmunológico. El arsénico y el cloruro de vinilo monómero son especialmente conocidos por su relación con el desarrollo de hepatitis crónica. Estas hepatitis crónicas pueden progresar hacia cirrosis, hipertensión portal y varices esofágicas. A menudo, resultan difíciles de diferenciar de las hepatitis crónicas de origen viral y, en algunos casos, pueden ser confundidas con hepatitis autoinmune debido a la presencia de elevados niveles de anticuerpos antinucleares y antimúsculo liso.

1.5.   FACTORES DE RIESGO EXTRALABORALES

Independientemente del tipo de sustancia tóxica y de los efectos específicos que pueda provocar tras la exposición, diversos factores de riesgo individuales pueden influir en la respuesta a dicha exposición. Entre los más relevantes se incluyen:

- **Edad**: Las hepatitis tóxicas suelen ser más comunes en personas mayores de 60 años, aunque algunos estudios sugieren que la susceptibilidad puede comenzar a partir de los 40 años en casos como el de la exposición al halotano.

- **Sexo**: Las mujeres tienden a ser más propensas que los hombres a desarrollar hepatitis agudas, hepatitis aguda con fallo hepático fulminante y hepatitis crónica, como lo ejemplifica el caso del halotano.

- **Estado nutricional**: La obesidad, especialmente cuando está asociada con un hígado graso no alcohólico, incrementa el riesgo de reacciones hepatotóxicas. En contraste, déficits nutricionales o el ayuno pueden potenciar la toxicidad del bromobenceno y el estrés oxidativo sobre el hepatocito.

- **Susceptibilidades hepáticas subyacentes**: Factores externos al entorno laboral, como enfermedades virales, uso de medicamentos hepatotóxicos o consumo excesivo de alcohol, pueden predisponer o agravar el daño hepático causado por xenobióticos. En España, estudios recientes muestran que el 23% de los hombres y el 12% de las mujeres son considerados bebedores de riesgo según los criterios de la Organización Mundial de la Salud (OMS). El alcohol puede agravar o inducir daño hepático en presencia de xenobióticos, como se ha observado con el tetracloruro de carbono, donde el consumo concomitante de alcohol se ha asociado con una mayor gravedad del daño. La ingesta crónica de alcohol incrementa la actividad de CYP2E1 y CYP4A, un efecto que puede durar hasta 10 días.

- **Genética**: Se han identificado numerosos polimorfismos genéticos en las isoenzimas CYP, los alelos de antígenos leucocitarios humanos (HLA) y otras enzimas procesadoras de fármacos. Estas alteraciones genéticas pueden afectar el metabolismo de los compuestos, conduciendo a una disminución, ausencia o incremento excesivo de dicho metabolismo. Los polimorfismos en las enzimas CYP generan cinco fenotipos metabólicos: metabolizadores lentos, intermedios, normales, rápidos y ultrarrápidos, lo cual explica algunas reacciones de hipersensibilidad a fármacos específicos.

  También se observan variaciones en las enzimas de fase II y III, como la glutatión S-transferasa, la N-acetiltransferasa 2 y la UDP-glucuronosiltransferasa B7, que están asociadas con reacciones idiosincrásicas. Las variaciones genéticas en los transportadores hepatobiliares (BSEP, MDR3) pueden predisponer a la colestasis o daño hepático inducido por tóxicos.

  Las reacciones idiosincrásicas suelen estar mediadas por el sistema inmunitario, cuya regulación está influenciada genéticamente, afectando así la susceptibilidad a la hepatotoxicidad. Además, las alteraciones genéticas en los hepatocitos mismos pueden contribuir al riesgo de lesión.

1.6. HEPATOTÓXICOS LABORALES

A continuación, se describen los tóxicos implicados con más frecuencia en el ámbito

12

laboral:

1.6.1. HIDROCARBUROS ALIFÁTICOS CLORADOS

o **Diclorometano (cloruro de metileno):**

Empleado como disolvente en múltiples procesos industriales y como alternativa a los CFC en aerosoles y en la producción de espuma de poliuretano, este compuesto tiene el potencial de inducir citólisis hepática y otros efectos sistémicos, incluyendo daño al sistema nervioso central, edema pulmonar, y afecciones en el corazón y los riñones.

o **Tricloroetano (cloroformo):**

Es un líquido volátil que se usa como disolvente y que anteriormente se empleaba como anestésico. Puede provocar necrosis centrolobulillar y/o esteatosis hepática como resultado de la formación de fosgeno, que genera peroxidación lipídica y necrosis. Adicionalmente, puede inducir esteatosis debido a alteraciones en la secreción de triglicéridos.

o **Tetracloruro de carbono:**

Empleada en la fabricación de hidrocarburos fluorados, como fumigante, en extintores y como disolvente, esta sustancia genera radicales libres a través de la acción del citocromo P450, lo que induce peroxidación lipídica y citólisis hepática. Puede causar hepatitis aguda con colestasis y, en casos severos, insuficiencia hepatocelular.

o **1,2 Dicloroetano (cloruro de etileno):**

La inhalación de sus vapores es raramente tóxica, pero puede causar hepatomegalia y citólisis hepática, con necrosis centrolobulillar extensa.

o **1,1,1 Tricloroetano (metilcloroformo):**

Empleado como disolvente industrial, la intoxicación aguda con esta sustancia puede causar daño hepático y otros efectos en múltiples órganos. En casos de intoxicación crónica, puede desarrollarse cirrosis o esteatosis hepática, posiblemente atribuida a mecanismos inmunológicos.

○ **1,1,2,2 Tetracloroetano (tetracloruro de acetileno):**

Su uso se encuentra limitado debido a su alta toxicidad hepática. Puede provocar hepatitis aguda con colestasis, la cual en ciertos casos puede ser fatal o progresar hacia cirrosis.

○ **1,2 Dicloropropano (dicloruro de propileno):**

Empleado en el decapado de pinturas y barnices, así como en el desengrasado de metales, esta sustancia rara vez causa intoxicación aguda, pero cuando ocurre, puede provocar hepatitis tóxica aguda con citólisis severa e insuficiencia hepatocelular. Con el tiempo, esta condición puede avanzar hacia fibrosis e hipertensión portal.

○ **1,3-dicloro-2-propanol (diclorhidrina):**

Empleado como disolvente industrial, la exposición a esta sustancia puede desencadenar hepatitis mixta fulminante, caracterizada por una elevación significativa de transaminasas y LDH. En casos graves, puede causar necrosis hepática masiva y resultar fatal.

○ **Tricloroetileno:**

Utilizado como disolvente en la limpieza de piezas metálicas, en la industria textil y en otras aplicaciones, la exposición a esta sustancia puede provocar daño hepático en el contexto de una respuesta hiperinmune, manifestándose con dermatitis, colestasis y afectación de múltiples órganos. Las muertes asociadas al tricloroetileno suelen ser consecuencia de daño cardíaco y depresión del sistema nervioso central.

○ **Percloroetileno (tetracloroetileno):**

Utilizado como disolvente en limpieza en seco y desengrasado, esta sustancia ha sido asociada con elevaciones en los niveles de gamma-GT. Sin embargo, su implicación en el daño hepático es controvertida y puede depender de factores como el polimorfismo genético y otras variables individuales.

1.6.2. HIDROCARBUROS ALIFÁTICOS BROMADOS

o **1,2 dibromoetano (bromuro de etileno, dibromuro de etileno):**

Se utiliza como disolvente en la fabricación de colorantes y productos farmacéuticos, así como estabilizante de fluidos antidetonantes. No obstante, su uso como pesticida está prohibido en la Unión Europea. Su efecto tóxico en el hígado se debe a la oxidación mediada por las oxidasas dependientes del citocromo P450, que produce 2-bromoacetoaldehído, el principal agente citotóxico. Los metabolitos resultantes de esta oxidación forman enlaces covalentes con proteínas, reducen el glutatión y provocan peroxidación lipídica.

Los casos de intoxicación por 1,2-dibromoetano son raros. En 1984, se documentó que dos trabajadores presentaron un aumento moderado de transaminasas; en uno de los casos, hubo citólisis hepática con hepatomegalia y necrosis centrolobulillar tras limpiar cubas que contenían pesticidas, resultando en la muerte de ambos individuos. Otro caso fatal involucró a un hombre de 57 años que ingirió accidentalmente una mezcla de 30% dibromoetano y 70% percloroetileno, lo que provocó fallo multiorgánico, insuficiencia renal aguda, acidosis metabólica, problemas digestivos, hepatomegalia dolorosa con citólisis extensa e insuficiencia hepatocelular. La histología hepática mostró necrosis masiva predominantemente centrolobulillar.

Además, se han reportado casos de ingestión de dibromoetano, principalmente en países donde aún se utiliza como pesticida, a menudo con fines suicidas, y con resultados fatales. Las biopsias hepáticas en estos casos no difieren de las descritas anteriormente.

Debido a su alto potencial tóxico y riesgo para la salud, este compuesto requiere una vigilancia estricta en los entornos laborales donde pueda estar presente.

1.6.3. HIDROCARBUROS ALIFÁTICOS FLUORADOS

o **Hidroclorofluorocarbonos:**

Los hidroclorofluorocarbonos (HCFC), como el 1,1-dicloro-2,2,2-trifluoroetano y el 1-cloro-1,2,2,2-tetrafluoroetano, han sustituido a compuestos como el triclorofluorometano, el diclorofluorometano y el diclorotetrafluoroetano. Se emplean principalmente en sistemas de aire acondicionado, refrigeración, climatización, así como en la fabricación de espumas, agentes de expansión para plásticos, disolventes y propelentes para aerosoles médicos, cosméticos y de limpieza.

La hepatotoxicidad de estos compuestos está relacionada con su metabolismo a través de las oxidasas del citocromo P450 2E1. Tanto el diclorotrifluoroetano como el clorotetrafluoroetano se metabolizan para formar intermediarios trifluoroacetilados, los cuales reaccionan con el agua para producir ácido trifluoroacético. Este ácido puede modificar las proteínas hepáticas, convirtiéndolas en antigénicas. Este proceso metabólico es comparable al del halotano, un gas anestésico.

La presencia de autoanticuerpos contra P58 y P450 2E1 en trabajadores expuestos sugiere que existe un componente inmunológico en el desarrollo de la hepatotoxicidad. Además, los agregados proteicos formados por el ácido trifluoroacético podrían tener actividad tóxica propia.

Se han documentado casos de hepatitis aguda en trabajadores que estuvieron expuestos a diclorotrifluoroetano en una fábrica donde se utilizaba como refrigerante. Algunos desarrollaron hepatitis aguda mixta, mientras que otros sólo presentaron aumentos moderados y aislados de las transaminasas. El perfil hepático se normalizó aproximadamente un mes y medio después de cesar la exposición.

Estos casos subrayan la necesidad de una gestión cuidadosa de la exposición a los HCFC en los entornos laborales para prevenir efectos adversos en la salud, especialmente en el hígado.

1.6.4. HIDROCARBUROS ALIFÁTICOS NITROGENADOS

o **2-Nitropropano (Dimetilnitrometano, Nitroisopropano):**

El 2-nitropropano se emplea como disolvente en una variedad de aplicaciones industriales, incluyendo colas, pinturas, tintas, resinas y ceras. También se utiliza como disolvente para extracción, como intermediario en síntesis químicas, y como decapante, estabilizante de disolventes halogenados, aditivo en gasolina, así como intermediario en la producción de insecticidas y colorantes.

Se han registrado casos de intoxicaciones agudas accidentales, especialmente en espacios confinados, donde los trabajadores inhalan altas concentraciones de 2-nitropropano. En un caso documentado, un trabajador falleció debido a hepatitis fulminante, mientras que en otro caso, el trabajador afectado experimentó citólisis hepática que luego mostró una evolución favorable.

No obstante, no se han encontrado evidencias que sugieran toxicidad hepática significativa asociada a exposiciones crónicas al 2-nitropropano. Esto indica que, aunque puede ser peligroso en exposiciones agudas y altas dosis, no parece causar daños hepáticos importantes con exposiciones prolongadas.

1.6.5. HIDROCARBUROS AROMÁTICOS

o **Tolueno:**

El tolueno es un disolvente comúnmente utilizado en la fabricación de pinturas, barnices, colas, y como materia prima en síntesis orgánica. También está presente en carburantes y en otros disolventes derivados del petróleo. Aunque inicialmente se le atribuyó daño hepatorrenal tras intoxicaciones agudas en usuarios de sustancias, se ha determinado que estos efectos podrían haber sido provocados por la intoxicación simultánea con otros disolventes. La hepatotoxicidad del tolueno parece ser poco probable; los estudios que sugieren daño hepático por tolueno podrían estar influidos por la presencia de etanol u otros disolventes en las exposiciones estudiadas.

o **Xilenos (Isómeros orto-, meta-, para-, mezcla de isómeros):**

Los xilenos son disolventes compuestos por una mezcla de isómeros, siendo el m-xileno (1,3-dimetilbenceno) el principal componente. Se emplean en la fabricación de pinturas, barnices, colas y tintas de impresión. La toxicidad hepática asociada con los xilenos parece estar vinculada a la inhalación simultánea de otros disolventes. Los pintores son un grupo laboral con un mayor riesgo de exposición, aunque es crucial tener en cuenta que están expuestos al xileno en combinación con numerosos otros disolventes.

- o **Estireno (Vinilbenceno, Etenilbenceno, Feniletileno):**

El estireno se emplea en la producción de plásticos, caucho sintético, poliestireno, resinas de poliéster y resinas de intercambio iónico. También se utiliza para reforzar fibra de vidrio y en la fabricación de materiales aislantes y revestimientos de protección.

Investigaciones recientes han revelado una correlación entre la exposición al estireno y el aumento de la bilirrubina libre, el cociente de bilirrubina libre/bilirrubina total, y las tasas de transaminasas. Además, se ha observado una elevación en los niveles de fosfatasas alcalinas en individuos expuestos a concentraciones ambientales de estireno superiores a 25 ppm. Aunque estos aumentos se han mantenido dentro de los rangos normales, sugieren posibles alteraciones hepáticas, como una reducción en el aclaramiento hepático de bilirrubina conjugada y colestasis. Sin embargo, algunos expertos cuestionan la validez de estos hallazgos debido a la variabilidad individual en los niveles de bilirrubina y otros factores.

1.6.6. HIDROCARBUROS CÍCLICOS HALOGENADOS

- o **Monoclorobenceno (Clorobenceno, Cloruro de fenilo):**

El monoclorobenceno se emplea principalmente como disolvente o como intermediario en procesos de síntesis química. A pesar de que estudios en animales han mostrado que puede causar necrosis hepática grave, las intoxicaciones accidentales en humanos son poco comunes. No obstante, se han registrado dos casos de intoxicación intencional con fines autolíticos, uno de los cuales involucró la ingesta de una mezcla de monoclorobenceno y alcohol etílico. En ambos casos se observó citólisis hepática severa e insuficiencia hepatocelular, pero con un tratamiento adecuado, la evolución fue positiva. Las biopsias hepáticas revelaron necrosis centrolobulillar en estos pacientes.

- o **Diclorobencenos:**

Aunque el ortodiclorobenceno provoca toxicidad hepática en estudios experimentales, la hepatitis en humanos es poco frecuente. En contraste, el paradiclorobenceno, que se usa comúnmente como insecticida en ambientes domésticos, ha sido asociado en raras ocasiones con casos de citólisis hepática en niños pequeños expuestos de manera accidental.

o **Bromobenceno:**

Aunque no se han registrado daños hepáticos significativos en humanos a causa del bromobenceno, este compuesto se convierte en el organismo en un agente alquilante que tiene el potencial de provocar necrosis centrolobulillar al unirse a determinadas proteínas hepáticas.

o **Policlorobifenilos (PCB):**

El uso de PCB ha sido severamente restringido debido a su capacidad para acumularse en las cadenas alimentarias. Se han documentado intoxicaciones alimentarias a partir del consumo de alimentos contaminados con PCB, aunque algunos síntomas podrían estar relacionados con la exposición a policlorodibenzofuranos (PCDF), que suelen encontrarse junto a los PCB. Las exposiciones prolongadas suelen ocurrir en trabajadores dedicados a la construcción o reparación de transformadores eléctricos. Aunque no se han obtenido resultados definitivos que confirmen la toxicidad hepática directa de los PCB, existen estudios que sugieren una posible asociación entre su exposición y un riesgo elevado de desarrollar enfermedades hepáticas crónicas y cirrosis.

o **Policlorobenzodioxinas (Dioxinas):**

Las dioxinas, como la 2,3,7,8-tetraclorodibenzodioxina, se originan en diversos procesos industriales y están presentes en residuos industriales y emisiones de incineradoras. La exposición aguda a estas sustancias puede llevar a aumentos transitorios en las transaminasas y hepatomegalia. En contraste, la exposición crónica se asocia con un mayor riesgo de elevaciones persistentes en los niveles de gammaglutamiltransferasas (gamma-GT) y transaminasas.

o **Cloronaftalenos:**

El uso de cloronaftalenos ha sido reducido drásticamente debido a sus impactos adversos en la salud y el medio ambiente. La exposición a estos compuestos puede inducir cloracné y posiblemente aumentar el riesgo de daño hepático crónico, sobre todo en personas que también están expuestas a otros disolventes clorados simultáneamente.

1.6.7. AMIDAS Y AMINAS

o **4,4'-Metilendianilina (MDA, DDM, DADP, DADPM):**

La 4,4'-metilendianilina se emplea en la producción de diversos polímeros y resinas, y se ha asociado con el Síndrome de Epping, caracterizado por dolor abdominal, ictericia y hepatomegalia. La ingesta accidental puede provocar cuadros de hepatitis mixta autolimitada, mientras que la ingestión voluntaria puede resultar en síntomas graves como dolor abdominal intenso y colestasis. Aunque los pacientes mejoran con el tiempo, la MDA puede provocar síntomas persistentes.

o **Dimetilformamida (DMF):**

Este disolvente, ampliamente utilizado en la industria peletera y textil, puede causar hepatitis, especialmente necrosis centrolobulillar seguida de esteatosis. La exposición grave, como la ingestión intencional, puede conducir a síntomas graves como dolor abdominal, cefaleas y náuseas, y su toxicidad hepática se atribuye a metabolitos reactivos y producción de radicales libres. El tratamiento con N-acetilcisteína ha demostrado ser eficaz.

o **N,N-Dimetilacetamida (DMAC):**

Este disolvente, utilizado en la industria textil y como intermediario en la producción de insecticidas, puede provocar un cuadro confusional agudo, seguido de hepatitis citolítica pura y coagulopatía. Los síntomas pueden aparecer días después de la exposición inicial, y pueden incluir conjuntivitis, celulitis o esofagitis, dependiendo de la vía y cantidad de exposición.

o **Hidracina:**

La hidracina, utilizada principalmente como combustible de cohetes y aviones, puede causar daño hepático grave tanto en exposiciones agudas como crónicas. Se absorbe fácilmente por inhalación y produce toxicidad hepática en pocas horas. Los estudios en hepatocitos de rata sugieren que induce estrés oxidativo, lo que conduce a una rápida depleción del glutatión y daño hepático. Los síntomas incluyen elevación de las transaminasas, con resolución del cuadro en aproximadamente un mes.

1.6.8. MEZCLAS DISOLVENTES

En el ámbito industrial, especialmente en sectores como la pintura, es común el uso de mezclas complejas de disolventes. En tales contextos, resulta complicado atribuir la toxicidad hepática a un único compuesto, dado que los efectos adversos pueden ser acumulativos debido a la interacción de múltiples sustancias.

Investigaciones han demostrado de manera consistente que los trabajadores expuestos a estas mezclas de disolventes pueden presentar aumentos en los niveles de fosfatasas alcalinas, así como en la excreción urinaria y concentración plasmática de ácidos biliares. También se han registrado alteraciones significativas en las concentraciones de transaminasas, gamma-GT y bilirrubina en algunos de estos trabajadores.

Estos hallazgos sugieren que las mezclas de disolventes pueden inducir hepatotoxicidad, que incluye citotoxicidad y esteatosis hepática. Es fundamental tener en cuenta el consumo de alcohol entre los trabajadores al evaluar los efectos de estas mezclas, ya que puede actuar como un factor de confusión y complicar la identificación precisa del daño hepático atribuido a los disolventes.

1.6.9. CLORURO DE VINILO

El cloruro de vinilo se emplea como monómero en la fabricación de plásticos, como el cloruro de polivinilo, y en diversos procesos de síntesis orgánica. No obstante, es fundamental resaltar su potencial carcinogénico, dado que puede promover la formación de tumores hepáticos, particularmente angiosarcomas hepáticos.

El cloruro de vinilo ejerce su efecto carcinógeno a través de su metabolización en óxido

21

de cloroetileno y cloroacetaldehído, facilitada por el citocromo P450 2E1. Estos metabolitos tóxicos pueden alterar el ADN, principalmente mediante la sustitución de pares de bases, lo que a menudo provoca mutaciones en el gen supresor de tumores p53, frecuentemente involucrado en tumores hepáticos.

Entre los signos hepáticos asociados con la exposición al cloruro de vinilo se incluyen la hepatoesplenomegalia y la fibrosis hepática, que con el tiempo puede avanzar a hipertensión portal. Adicionalmente, se pueden presentar signos extrahepáticos característicos, como el síndrome de Raynaud, otros síndromes angioneuróticos, parestesias, daño vascular y, en algunos casos, osteólisis en las falanges de las manos.

Para diagnosticar lesiones hepáticas relacionadas con la exposición al cloruro de vinilo, la ecografía hepática resulta útil, especialmente si es realizada por un ecografista experimentado. Las exposiciones prolongadas pueden aumentar el riesgo de angiosarcoma hepático y otros tipos de tumores hepáticos, como el hepatocarcinoma.

La vigilancia de la salud de los trabajadores expuestos al cloruro de vinilo debe incluir la evaluación de un perfil hepático, que abarque transaminasas, gamma-GT y fosfatasas alcalinas. Además, se recomienda realizar ecografías periódicas para identificar anomalías hepáticas, como un patrón hiperecogénico difuso en los espacios periportales o lesiones focales hiperecogénicas. Esta vigilancia es crucial incluso después de la jubilación, debido al extenso período de latencia entre la exposición y la aparición de tumores hepáticos.

1.6.10. METALES

o **Arsénico y sus compuestos**:

Ampliamente utilizados en diversas industrias, pueden causar intoxicaciones agudas y crónicas. Las intoxicaciones agudas se caracterizan por lesiones hepáticas citolíticas, que pueden ser moderadas y formar parte de un cuadro multivisceral que incluye problemas digestivos, insuficiencia renal y encefalopatías. La supervivencia a estas intoxicaciones a menudo resulta en dermatitis exfoliativa o polineuritis sensitiva y motora dolorosa. La intoxicación crónica por arsénico, aunque menos común en el entorno laboral, puede manifestarse hasta 20 o 30 años después de la exposición inicial, con afectación cutáneomucosa, neurológica, hematológica y cardiovascular, además de un mayor riesgo de cáncer cutáneo y pulmonar. En el hígado, la fibrosis periportal es una lesión predominante en exposiciones crónicas.

o **Plomo:**

Ampliamente utilizado en diversas industrias y presente en la contaminación ambiental, puede causar lesiones mitocondriales y alteraciones vasculares hepáticas. Se han reportado casos de hepatitis aguda citolítica en exposiciones cortas a vapores de plomo en ambientes poco ventilados. La intoxicación por plomo puede afectar tanto a la población laboralmente expuesta como a la población general, con brotes agudos asociados a la contaminación alimentaria o accidental. Las profesiones con mayor riesgo de toxicidad por plomo incluyen esmaltadores de joyería y otros trabajadores expuestos a limaduras de plomo.

Actividades industriales con riesgo de intoxicación por plomo	
Actividades de riesgo elevado	Actividades de riesgo moderado
• Fusión primaria del mineral (minería y fundición) • Fusión secundaria o recuperación de chatarra • Fabricación y demolición de baterías • Fabricación de plásticos (estereato de plomo) • Pulido y refinado de metales • Desguace de buques • Fabricación y uso de pinturas • Fabricación /utilización de barnices y esmaltes para cerámicas • Reparación de radiadores de automóvil • Fabricación de cables	• Fabricación y decoración de vidrio y cristales • Fabricación de armas y balines de plomo. Instructores de tiro en locales mal ventilados • Talleres de reparación de automóviles • Joyeros • Empalmadores de hilos metálicos • Soldadura de circuitos en la industria electrónica • Impresores, tipógrafos, linotipistas • Fontaneros y soldadores • Empleados de aparcamientos, conductores, taxistas y policía urbana

Tabla 3. *Actividades industriales asociadas a intoxicación por plomo. Fuente: Hepatopatías tóxicas laborales. Instituto Nacional de Seguridad e Higiene en el trabajo. 2011.*

o **Cobre y berilio:**

La exposición a estos metales puede generar un cuadro clínico similar a la sarcoidosis, con presencia de granulomas que también pueden afectar al hígado.

o **Compuestos orgánicos de estaño:**

23

Como el cloruro de trimetil estaño, son liposolubles y pueden ocasionar daño hepático.

o **Torio:**

Altamente radioactivo, tiene efectos cancerígenos y puede provocar cáncer hepatobiliar, siendo una de las afectaciones clínicas más frecuentes asociadas con este metal.

1.6.11. DIFENILOS (BIFENILOS; FENILBENCENOS)

Los difenilos son compuestos que se utilizan como conservantes, antifúngicos y precursores en síntesis orgánica para la fabricación de derivados clorados, nitrosos y aminados. También se emplean en la preparación de fluidos intercambiadores de calor. Se han documentado casos de intoxicaciones graves en trabajadores expuestos durante la producción de papel impregnado con esta sustancia, algunos de los cuales resultaron mortales.

La exposición a los difenilos tiende a elevar los niveles de enzimas hepáticas como la ALT, la gama-GT y las fosfatasas alcalinas. Además, en ciertos casos se han observado signos de infiltrado inflamatorio con eosinófilos, lo que sugiere la posibilidad de desarrollar fenómenos de tipo inmunoalérgico como parte de la respuesta del cuerpo a esta sustancia.

1.6.12. OTROS

o **5-nitro-o-toluidina:**

Este compuesto, utilizado como colorante rojo, ha sido asociado con casos de daño hepático. Se ha observado un aumento en las transaminasas, y en biopsias hepáticas se ha detectado necrosis focal, así como casos de colestasis. Parece que el riesgo de daño hepático está relacionado con la dosis de exposición.

o **Hidroquinona:**

La hidroquinona se emplea en los reveladores de fotografía en blanco y negro, así como en la inhibición de la polimerización para monómeros acrílicos y vinílicos. También se utiliza como antioxidante de grasas y pinturas, y como intermediario en la síntesis orgánica para la preparación de productos farmacéuticos y antioxidantes industriales o alimentarios. Se ha reportado un caso de posible hepatotoxicidad asociada con la hidroquinona en un técnico de radiología. La biopsia hepática fue compatible con el diagnóstico de hepatitis tóxica, caracterizada por la presencia de células inflamatorias y algunos hepatocitos necrosados.

o **Tetrahidrofurano (THF):**

Este compuesto se utiliza como disolvente para resinas y plásticos. Aunque su toxicidad hepática es poco común, se han documentado dos casos de toxicidad hepática con citólisis moderada y evolución favorable.

o **Nitrosaminas:**

Las nitrosaminas son sustancias hepatotóxicas que pueden causar tumores hepáticos y renales. Aunque las exposiciones en humanos son excepcionales, hay evidencia que sugiere un exceso de mortalidad por cirrosis no alcohólica en un grupo de trabajadores expuestos a nitrosaminas.

o **Trinitrotolueno:**

También conocido como TNT, se ha descrito un caso de hepatitis tóxica asociada con este compuesto. Es posible que el hígado sea el primer órgano afectado en caso de exposición masiva.

1.6.13. TÓXICOS AGRÍCOLAS

o **Paraquat:**

Este herbicida es conocido por su toxicidad respiratoria, siendo la ingestión voluntaria o accidental la causa principal de intoxicación aguda, con una alta tasa de mortalidad debido a la afectación respiratoria. Los daños iniciales afectan principalmente al sistema digestivo, renal y respiratorio. Aunque el daño hepático suele ser moderado, con discretas elevaciones de las transaminasas, se han descrito casos de hepatitis tóxica, posiblemente mediada por mecanismos inmunoalérgicos, en exposiciones cutáneas continuadas. Además, se han reportado casos de colestasis prolongada después de la intoxicación aguda por vía cutánea, debido a la capacidad del paraquat para lesionar el epitelio de los conductos biliares interlobulillares.

o **Dicloropropeno:**

Este compuesto, cuya estructura química es similar a la del cloruro de vinilo monómero, puede causar hepatitis en casos de intoxicación aguda por ingestión. Este daño hepático suele ocurrir dentro de un cuadro de fracaso multiorgánico que a menudo resulta fatal. En casos de exposición profesional crónica, se observa una inducción enzimática del hígado, pero aparentemente no causa daño hepático a las dosis habitualmente utilizadas. Sin embargo, a dosis muy altas, el daño hepático puede ser causado por la formación de metabolitos reactivos en cantidades que superan la capacidad de conjugación del hígado.

o **Hexaclorociclohexano (lindano):**

Este insecticida organoclorado se ha relacionado con un aumento de las gama-glutamil transferasas (gama-GT) y de las fosfatasas alcalinas en función de las concentraciones séricas del insecticida. Se sugiere que el lindano puede afectar al sistema biliar de manera similar al DDT (dicloro-difenil-tricloroetano), que también es un insecticida organoclorado.

1.6.14. TÓXICOS EN EL ÁMBITO HOSPITALARIO

o **Halotano:**

Es un gas anestésico, ha sido asociado con efectos hepatotóxicos, los cuales se cree que están relacionados con la presencia de anticuerpos circulantes contra el citocromo P450 2E1 y una proteína del retículo endoplásmico, la ERp58. Se postula que la formación de ácido trifluoroacético durante la metabolización del halotano por el citocromo P450 2E1 puede modificar estructuralmente proteínas hepáticas específicas, haciéndolas antigénicas. Esto puede provocar la formación de anticuerpos que, en última instancia, son responsables de hepatitis graves.

Se han identificado dos tipos principales de daño hepático asociado con el halotano:

- Hepatitis citolítica severa de evolución fulminante: Este tipo de hepatitis es más común en mujeres obesas de mediana edad que han sido expuestas varias veces al halotano. Se estima que una de cada 10,000 personas desarrolla hepatitis fulminante después de la primera exposición, y siete de cada 10,000 lo hacen después de exposiciones repetidas. La biopsia hepática en estos casos suele mostrar necrosis centrolobulillar masiva. En algunos casos, la enfermedad puede progresar rápidamente y requerir un trasplante hepático.

- Elevación de las transaminasas de evolución rápidamente favorable: Algunos pacientes experimentan una elevación en las enzimas hepáticas, pero con una evolución favorable en comparación con la hepatitis fulminante.

Además del daño hepático, pueden ocurrir alteraciones extrahepáticas que respaldan la hipótesis de un mecanismo inmunológico en el desarrollo del daño hepático por halotano, como fiebre, artralgias, eosinofilia y la presencia de anticuerpos circulantes.

2. Justificación

El objetivo primordial de este trabajo es realizar una revisión exhaustiva de los estudios y publicaciones disponibles hasta la fecha que abordan la relación entre la exposición laboral a sustancias tóxicas o xenobióticos y las enfermedades hepáticas resultantes.

Para llevar a cabo esta revisión, nos hemos basado en la Guía de Ayuda para la Valoración de las Enfermedades Profesionales del Instituto Nacional de la Seguridad Social (INSS). Esta guía tiene como finalidad proporcionar orientación y pautas de evaluación tanto a médicos especialistas en medicina familiar y comunitaria como a médicos del trabajo, inspectores médicos, equipos de valoración de incapacidades y otros profesionales que intervienen en el abordaje de las enfermedades profesionales.

Según lo establecido en la Ley General de la Seguridad Social, una enfermedad se considera profesional cuando es contraída como resultado de la actividad laboral realizada por cuenta ajena, en las actividades específicamente indicadas en el cuadro aprobado por las disposiciones legales pertinentes. Esta enfermedad debe estar provocada por la acción de los elementos o sustancias especificadas en dicho cuadro para cada enfermedad profesional.

Por otro lado, el Real Decreto 1299/2006, de 10 de noviembre, aprueba el cuadro de enfermedades profesionales en el sistema de seguridad social y establece los criterios para su notificación y registro. Este marco normativo es fundamental para la identificación y el reconocimiento de las enfermedades profesionales relacionadas con la exposición a sustancias tóxicas, incluidas aquellas que afectan al hígado.

3. Objetivos

En el contexto laboral, se encuentran diversos agentes químicos que pueden causar daño hepático. En este estudio, utilizando las enfermedades profesionales definidas en el anexo I del RD 1299/2006 de la Guía de Ayuda para la Valoración de las Enfermedades Profesionales del INSS, hemos buscado identificar las sustancias más frecuentemente implicadas, comprender las lesiones hepáticas más comunes, explorar los mecanismos fisiopatológicos subyacentes, determinar las medidas de vigilancia de la salud a aplicar a los trabajadores expuestos y considerar los factores clave para evaluar los riesgos, monitorear la salud de los trabajadores y determinar la aptitud para el trabajo en entornos con riesgo de exposición a sustancias hepatotóxicas.

Por lo tanto, nuestros objetivos son:

o **Identificación de factores de riesgo:**

Se llevará a cabo un análisis para identificar todos los posibles factores de riesgo asociados con la exposición y el desarrollo de enfermedades hepáticas. Esto incluirá no solo los riesgos derivados del entorno laboral, como la exposición a agentes químicos hepatotóxicos, sino también las características individuales de los trabajadores, tanto las que son modificables (como el consumo de alcohol o la obesidad) como las que no lo son (como la predisposición genética).

o **Descripción de agentes hepatotóxicos:**

Se realizará una revisión detallada de los principales agentes hepatotóxicos presentes en el entorno laboral. Esto incluirá sustancias químicas, productos químicos industriales, solventes, pesticidas, metales pesados y cualquier otro agente conocido por su capacidad para dañar el hígado.

o **Investigación de manifestaciones hepáticas:**

Se llevará a cabo una investigación de las manifestaciones hepáticas resultantes de la exposición a estos agentes hepatotóxicos. Esto implicará la identificación de síntomas clínicos y signos patológicos, así como la búsqueda de posibles enfermedades hepáticas

29

específicas asociadas con la exposición laboral.

o **Evaluación y establecimiento de medidas preventivas:**

Se evaluarán y establecerán medidas de vigilancia de la salud y estrategias preventivas adecuadas para proteger la salud hepática de los trabajadores. Esto puede incluir programas de monitoreo médico regular, capacitación sobre manejo seguro de sustancias químicas, medidas de control de ingeniería y equipo de protección personal, entre otras medidas preventivas.

4. Material y método

4.1.   DISEÑO DEL ESTUDIO

Con el fin de alcanzar nuestros objetivos, se realizó una revisión sistemática exhaustiva de estudios que investigaron la relación entre la exposición a tóxicos laborales y la aparición de hepatopatías. En primer lugar, se evaluó el impacto de diversas sustancias tóxicas presentes en entornos laborales en el desarrollo de enfermedades hepáticas. Además, se examinó el riesgo asociado a la exposición prolongada y repetida a estos tóxicos, así como las posibles interacciones con otros factores de riesgo presentes en el ambiente de trabajo.

Para llevar a cabo esta revisión, se diseñó una estrategia de búsqueda detallada y rigurosa. Se incluyeron en el análisis estudios y ensayos clínicos que cumplían con estrictos criterios de elegibilidad, asegurando así la relevancia y calidad de los datos recopilados. Los estudios seleccionados abarcaban una variedad de sustancias químicas y condiciones laborales, proporcionando una visión integral de cómo estos factores contribuyen al desarrollo de hepatopatías en los trabajadores expuestos.

Además, se consideraron estudios que abordaban tanto los efectos agudos como crónicos de la exposición a tóxicos laborales en el hígado, permitiendo una comprensión más profunda y completa de las consecuencias a corto y largo plazo. Esta revisión sistemática no solo busca identificar los riesgos asociados, sino también proporcionar una base sólida para el desarrollo de estrategias de prevención y mitigación de los efectos adversos en la salud hepática de los trabajadores.

4.2.   BASES DE DATOS

Para llevar a cabo la revisión, se utilizaron múltiples bases de datos electrónicas ampliamente reconocidas en el ámbito académico y científico, incluyendo PubMed/MEDLINE, LILACS, Springer Link, SCIELO, COCHRANE y SCOPUS. Estas bases de datos fueron seleccionadas debido a su extensa cobertura de literatura médica y científica, permitiendo así una recopilación integral de estudios relevantes sobre el tema.

Además de estas fuentes, se accedió a diversas plataformas electrónicas que proporcionan acceso a una vasta cantidad de recursos académicos. Entre ellas se encuentran EBSCO, ELSEVIER, OVID, BVS y WEB OF SCIENCE. Estas plataformas facilitan el acceso a bases de datos específicas como Academic Search Premier, que también fueron utilizadas para identificar estudios potencialmente relevantes. Cada una de estas fuentes fue exhaustivamente explorada para asegurar que se incluyeran todos los estudios pertinentes disponibles.

No se limitó la búsqueda solo a artículos científicos; también se revisaron una variedad de documentos complementarios para enriquecer la revisión. Esto incluyó manuales técnicos, libros especializados que ofrecen una perspectiva profunda sobre temas específicos, revistas académicas que publican investigaciones recientes, protocolos establecidos para la práctica médica y guías de práctica clínica que proporcionan recomendaciones basadas en la evidencia.

Esta aproximación multifacética no solo permitió una recopilación de datos más exhaustiva y robusta, sino que también garantizó que se consideraran diferentes perspectivas y niveles de evidencia. En conjunto, este enfoque permitió una comprensión más completa y detallada del impacto de la exposición a tóxicos laborales en la salud hepática, proporcionando una base sólida para el análisis y la formulación de recomendaciones futuras.

4.3. TÉRMINOS DE BÚSQUEDA

En conjunto, este enfoque permitió una comprensión más completa y detallada del impacto de la exposición Se llevó a cabo una búsqueda exhaustiva de términos relacionados con hepatopatías secundarias a la exposición laboral a sustancias tóxicas, considerando además los conceptos asociados a la vigilancia de la salud. Esta búsqueda se realizó utilizando el Tesauro de PubMed (MeSH) y los campos de título y resumen (tiab). Los términos específicos incluidos fueron: "Hepatopatías" [mesh], "Exposición laboral" [tiab], "Toxicidad" [tiab], "Sustancias tóxicas" [tiab], "Hígado" [mesh], "Trabajadores" [mesh] y "Vigilancia de la salud" [mesh]. Dichos términos se combinaron entre sí mediante los conectores lógicos "OR" y "AND" para ampliar la cobertura de la búsqueda.

La estrategia de búsqueda primaria se diseñó inicialmente en la plataforma de MEDLINE y se adaptó posteriormente para su aplicación en otras bases de datos, teniendo en cuenta las particularidades y especificidades de cada una de ellas. Este enfoque metodológico permitió una búsqueda rigurosa y exhaustiva de estudios pertinentes relacionados con hepatopatías derivadas de la exposición a sustancias tóxicas en el entorno laboral, además de incorporar la perspectiva de la vigilancia de la salud para una comprensión más completa de los riesgos y efectos asociados en la población trabajadora.

Bases de datos	Descriptores y ecuación de búsqueda
• Pubmed • Scielo • ElsevirScience • Ebsco	• Liver disease AND occupational exposure AND health surveillance • Liver disease AND toxic substances • Liver disease AND toxicity OR workers • Liver disease AND workers • Liver disease AND health surveillance • Liver AND occupational exposure • Liver AND toxic substances OR health surveillance

Tabla 4. *Estrategias de búsqueda. Fuente: elaboración propia.*

4.4.   LÍMITES DE BÚSQUEDA

o   Investigaciones que aborden exhaustivamente la relación entre la exposición
prolongada a tóxicos en el entorno laboral y el desarrollo de hepatopatías secundarias.
Se espera que estos estudios proporcionen una comprensión profunda de los
mecanismos subyacentes y los factores de riesgo asociados, así como posibles
intervenciones preventivas y terapéuticas.

o   Estudios que investiguen la efectividad de los programas de vigilancia de la salud en la
detección temprana y la prevención de hepatopatías relacionadas con la exposición a
sustancias tóxicas en el lugar de trabajo. Se espera que estos trabajos proporcionen
evidencia sólida sobre la importancia de implementar programas de monitoreo regular
y evaluación de la salud de los trabajadores expuestos.

o   Artículos que analicen las aptitudes necesarias para llevar a cabo una evaluación
adecuada de la exposición a tóxicos laborales y para diseñar estrategias efectivas de
prevención y control de hepatopatías secundarias. Esto puede incluir habilidades en la
identificación de riesgos, evaluación de la toxicidad, diseño de medidas de control y
capacitación del personal.

o   Publicaciones que hayan sido publicadas en los últimos diez años para garantizar que se
incluya la investigación más actualizada y relevante en este campo en constante
evolución. Se espera que estos estudios contribuyan significativamente al avance del
conocimiento y la práctica en la prevención de hepatopatías secundarias a exposición
laboral a tóxicos.

4.5.   CRITERIOS DE SELECCIÓN

La búsqueda bibliográfica se realizó meticulosamente durante el periodo comprendido
entre enero de 2014 y enero de 2024. A partir de una amplia recolección inicial que
arrojó un total de 472 publicaciones, se procedió a una fase de selección rigurosa.

Tras la aplicación de criterios de inclusión y exclusión y la exhaustiva revisión de los
resúmenes y textos completos, se identificaron y seleccionaron 14 artículos pertinentes

para el estudio.

- **Criterios de inclusión:**

En cuanto a los criterios de inclusión, se priorizaron investigaciones que abordaran específicamente la relación entre la exposición laboral a tóxicos y el desarrollo de hepatopatías asociadas. Asimismo, se dieron preferencia a estudios que examinaran la efectividad de programas de vigilancia de la salud en la detección temprana y prevención de estas enfermedades hepáticas asociadas con la exposición laboral a sustancias tóxicas. Además, se consideraron relevantes aquellos artículos que analizaran las aptitudes y competencias necesarias para llevar a cabo una evaluación exhaustiva de la exposición a tóxicos laborales y para diseñar e implementar estrategias efectivas de prevención y control de hepatopatías secundarias.

- **Criterios de exclusión:**

Por otro lado, en los criterios de exclusión se procedió a la eliminación de duplicados entre los documentos recuperados, asegurando así la integridad y singularidad de la muestra seleccionada. También se excluyeron aquellos trabajos para los cuales no fue posible acceder al texto completo, ya sea a través de búsquedas manuales o solicitudes de préstamo bibliotecario. Se descartaron artículos científicos dirigidos a campos de estudio no relacionados o a poblaciones distintas a la de interés, así como estudios que analizaban variables que no estuvieran directamente vinculadas con la exposición laboral a tóxicos y el desarrollo de hepatopatías secundarias.

Este proceso de búsqueda y selección meticulosa garantizó la inclusión de estudios relevantes y de alta calidad metodológica, sentando así las bases para una revisión exhaustiva y rigurosa de la literatura científica sobre hepatopatías secundarias a exposición a tóxicos laborales y su gestión, evaluación y prevención en el ámbito de la salud ocupacional.

5. Resultados

La Tabla 5 presenta el número total de artículos identificados en las diferentes bases de datos consultadas. Tras una primera revisión y resumen de los artículos, se excluyeron aquellos que no cumplían con los criterios de inclusión establecidos. Posteriormente, se realizó una lectura exhaustiva de los artículos restantes, seleccionándose finalmente 14 de ellos para esta revisión. Adicionalmente, todos los estudios recopilados fueron evaluados críticamente siguiendo la declaración PRISMA para determinar su calidad.

Base de datos	Artículos recuperados (2014 – 2024)	Artículos seleccionados
Pubmed	76	11
LILACS	5	0
Springer Link	334	0
Scielo	21	1
Cochrane	28	0
SCOPUS	5	0
Ebsco Cinahl	3	1
Elsevier	12	1
Web Of Science	6	0

Tabla 5. *Resultados obtenidos. Fuente: elaboración propia.*

En el siguiente diagrama de flujo (figura 5) se detalla el proceso de búsqueda:

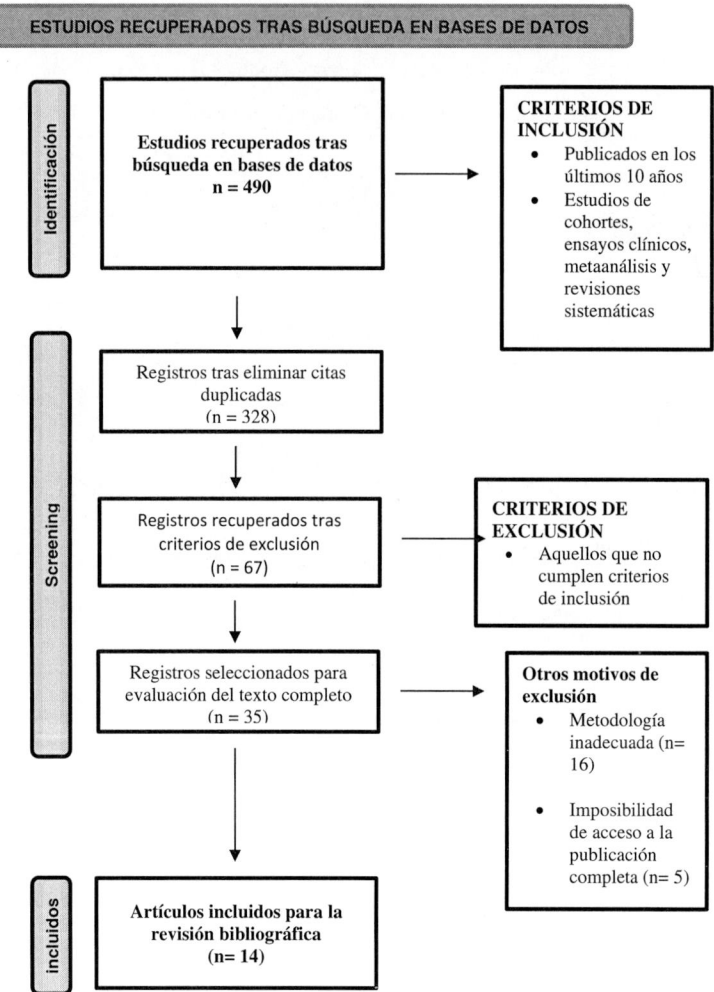

Figura 5. *Diagrama de selección de artículos científicos. Fuente: Elaboración propia.*

Los estudios revisados abarcan diversas áreas de investigación y presentan muestras con características variadas. Emplean una amplia gama de herramientas de medición, adaptadas a los problemas de salud específicos de cada muestra, así como a los objetivos y contextos del estudio. A continuación, la Tabla 6 resume los estudios incluidos:

Tabla 6. *Resultados de la búsqueda bibliográfica. Fuente: Elaboración propia.*

ARTÍCULO	METODOLOGÍA	RESULTADOS	CONCLUSIONES
Fedeli U, et al. (2019) [47]	Datos de estudios de cohortes y casos de control, revisando registros médicos, certificados de defunción y estudios ultrasonográficos para identificar casos de daño hepático con objetivo de evaluar el riesgo de desarrollar carcinoma hepatocelular por exposición a cloruro de vinilo. La exposición se evaluó mediante matrices de exposición laboral, que estimaron la exposición acumulativa en partes por millón-año (ppm-año).	Asociación significativa entre la exposición al cloruro de vinilo y el riesgo de desarrollar carcinoma hepatocelular y fibrosis hepática: Carcinoma Hepatocelular: trabajadores con exposición acumulativa ≥5189 ppm-año -> riesgo significativamente mayor (RR=5.52, IC 95%: 2.03-14.9) comparado con los trabajadores con menores exposiciones. Fibrosis Hepática y Cirrosis: trabajadores con exposición a niveles altos (≥2400 ppm-año) tenían un mayor riesgo de desarrollar fibrosis hepática (RR=5.9, IC 95%: 1.7-28.2).	La exposición ocupacional al cloruro de vinilo aumenta significativamente el riesgo de enfermedades hepáticas graves, incluyendo el carcinoma hepatocelular y la fibrosis hepática. Estos hallazgos resaltan la importancia de implementar y reforzar las medidas de prevención y control de exposición en ambientes laborales para proteger la salud de los trabajadores. Además, subraya la necesidad de una vigilancia continua y la evaluación de la exposición para mitigar los riesgos asociados con este químico.
Liu Wei, et al. (2023) [39]	Datos de una población adulta representativa para analizar los efectos de la exposición tanto individual como combinada a	La exposición a ciertos COV, tanto individualmente como en combinación, se asocia con un aumento en los marcadores de	Consideración de exposiciones múltiples a productos químicos al evaluar los riesgos para la salud hepática en la población

	compuestos orgánicos volátiles (COV). Los investigadores midieron las concentraciones de varios COV en la sangre de los participantes y examinaron la función hepática y los resultados de salud utilizando biomarcadores y criterios diagnósticos para la lesión hepática y NAFLD.	lesión hepática y un mayor riesgo de desarrollar enfermedad del hígado graso no alcohólico (NAFLD). El estudio destaca el impacto significativo de las exposiciones mixtas, sugiriendo que el efecto combinado de múltiples COV puede ser más perjudicial que la exposición a productos químicos individuales.	general. Necesidad de evaluaciones de riesgo más integrales e implementación de medidas preventivas para abordar los efectos combinados de varios COV en la salud del hígado.
VoPham T, et al. (2022) [40]	Base de datos Nationwide Inpatient Sample (NIS) para examinar la asociación entre la exposición a la contaminación por partículas finas (PM2.5) y la enfermedad del hígado graso no alcohólico (NAFLD). Se incluyeron pacientes hospitalizados con diagnóstico de NAFLD entre 2010 y 2014. Los niveles de exposición a PM2.5 se estimaron mediante datos de monitoreo ambiental, que se combinaron con la información demográfica y clínica de los pacientes.	Asociación significativa entre la exposición a altos niveles de PM2.5 y un aumento en la incidencia de NAFLD. Los pacientes expuestos a concentraciones de PM2.5 en el cuartil más alto (>12 µg/m³) tuvieron una mayor probabilidad de ser diagnosticados con NAFLD en comparación con aquellos en el cuartil más bajo (<8 µg/m³) (OR: 1.18, IC 95%: 1.14-1.22). Este riesgo se mantuvo significativo incluso después de ajustar por factores como la edad, el sexo, la obesidad y otras comorbilidades.	La exposición a la contaminación del aire por PM2.5 está asociada con un mayor riesgo de desarrollar NAFLD. Estos hallazgos resaltan la necesidad de políticas públicas para reducir la contaminación del aire y mejorar la salud pública, así como la importancia de considerar la exposición ambiental en la evaluación y manejo de NAFLD.
Wahlang B, et al. (2019) [14]	Revisión de estudios preexistentes que exploran la relación entre la exposición a	Identificación de varios mecanismos mediante los cuales los contaminantes	La exposición a contaminantes ambientales juega un papel significativo en el desarrollo y la

	contaminantes ambientales y el desarrollo de enfermedades hepáticas. Se analizaron datos experimentales y epidemiológicos, así como modelos animales y estudios de exposición humana para evaluar el impacto de diversos contaminantes, como productos químicos industriales y metales pesados, en la salud hepática.	ambientales pueden contribuir a la enfermedad del hígado graso. Estos mecanismos incluyen estrés oxidativo, inflamación, disfunción mitocondrial y alteraciones en el metabolismo lipídico.	progresión de la enfermedad del hígado graso. Estos hallazgos subrayan la importancia de las políticas de salud pública que aborden la reducción de la exposición a contaminantes ambientales para prevenir enfermedades hepáticas. Además, se destaca la necesidad de futuras investigaciones para entender mejor los mecanismos específicos y desarrollar intervenciones efectivas.
Li MJ, et al. (2019) [18]	Revisión de los efectos negativos del N,N-dimetilformamida (DMF) en el hígado, analizando estudios experimentales y clínicos publicados hasta la fecha. La revisión se centró en estudios que investigaron los mecanismos de toxicidad hepática inducida por DMF, incluyendo estrés oxidativo, inflamación y apoptosis. Se incluyeron estudios en modelos animales y humanos expuestos a DMF en entornos laborales y no laborales.	La exposición a DMF induce daño hepático a través de múltiples mecanismos. Los estudios experimentales demostraron que el DMF provoca un aumento significativo en los niveles de enzimas hepáticas, con incrementos que varían entre el 20% y el 50% en modelos animales. Además, se observó que el DMF induce estrés oxidativo, evidenciado por un aumento del 30% al 70% en los niveles de especies reactivas de oxígeno (ROS) en células hepáticas. También se encontraron pruebas de	La exposición al DMF tiene efectos hepatotóxicos significativos, mediado por estrés oxidativo, inflamación y apoptosis. Estos hallazgos sugieren la necesidad de una vigilancia estricta y medidas preventivas en entornos laborales donde se usa DMF. La revisión también resalta la importancia de continuar con investigaciones para entender mejor los mecanismos de toxicidad y desarrollar estrategias de mitigación efectivas.

		inflamación hepática, con niveles elevados de citoquinas proinflamatorias, y apoptosis de hepatocitos, con un incremento del 25% al 60% en marcadores de apoptosis.	
Li J, et al. (2024) [28]	Diseño epidemiológico y toxicológico que incluyó datos de una cohorte representativa de la población adulta. Los participantes fueron evaluados mediante análisis de sangre para determinar los niveles de DEHTP y sus metabolitos, y se realizaron ecografías hepáticas para diagnosticar NAFLD. Se emplearon modelos estadísticos multivariables para analizar la relación entre la exposición a DEHTP y la prevalencia de NAFLD, ajustando por posibles factores de confusión como edad, género, índice de masa corporal (IMC) y hábitos de vida.	Asociación positiva y significativa entre los niveles elevados de DEHTP y la prevalencia de NAFLD. Específicamente, los individuos en el cuartil más alto de exposición a DEHTP tenían un riesgo 1.8 veces mayor de desarrollar NAFLD en comparación con aquellos en el cuartil más bajo (OR=1.8, IC 95%: 1.3-2.4, p<0.01). Además, se observó una correlación significativa entre los niveles de metabolitos de DEHTP en orina y los marcadores de daño hepático, como la ALT y AST, con aumentos del 25% al 40% en estos niveles en el grupo de alta exposición.	La exposición a DEHTP y sus metabolitos se asocia significativamente con un mayor riesgo de NAFLD. Estos hallazgos sugieren la necesidad de regulaciones más estrictas sobre el uso de DEHTP en productos de consumo y una mayor vigilancia de la exposición en la población general.
Qi Z, et al. (2017) [19]	Estudio observacional con evaluación de los efectos de la exposición a bajas dosis de N,N-dimetilformamida (DMF) en la salud hepática de trabajadores de la industria del cuero en	Los trabajadores expuestos a DMF tenían niveles significativamente más altos de ALT y AST en comparación con los controles (p<0.05). Específicamente, se encontró	Incluso la exposición a bajas dosis de DMF está asociada con un aumento significativo en los marcadores de daño hepático entre los trabajadores de la industria del cuero. Los

	China. Se incluyeron 456 trabajadores expuestos a DMF y 235 controles no expuestos. La exposición a DMF se midió utilizando muestras de aire y biomarcadores en orina. Se realizaron análisis de sangre para evaluar enzimas hepáticas (ALT, AST) y otros marcadores de daño hepático. Se utilizaron modelos de regresión logística multivariada para analizar la relación entre la exposición a DMF y los indicadores de daño hepático, ajustando por factores de confusión como edad, género, IMC y consumo de alcohol.	que el 12.5% de los trabajadores expuestos presentaban elevaciones en ALT, en comparación con solo el 4.3% de los controles (OR=3.2, IC 95%: 1.8-5.8). Además, el 8.7% de los expuestos presentaban elevaciones en AST, frente al 2.6% de los controles (OR=3.6, IC 95%: 1.6-8.0). Estos resultados sugieren una asociación entre la exposición a bajas dosis de DMF y el incremento de los marcadores de daño hepático.	hallazgos resaltan la necesidad de implementar medidas preventivas y controles más estrictos para reducir la exposición a DMF en el lugar de trabajo. Además, se recomienda la vigilancia continua de la salud hepática de los trabajadores expuestos a DMF para detectar y mitigar posibles daños.
Song X, et al. (2018) [21]	Estudio de caso-control que investiga la correlación entre el polimorfismo del gen CAT y la susceptibilidad a la disfunción hepática inducida por dimetilacetamida (DMAc) en una población china. Se incluyeron 230 trabajadores expuestos a DMAc con función hepática anormal (casos) y 230 trabajadores expuestos con función hepática normal (controles). Se recogieron datos demográficos y de	Asociación significativa entre el polimorfismo del gen CAT y la susceptibilidad a la disfunción hepática inducida por DMAc. La frecuencia del alelo C del polimorfismo CAT-262C/T fue significativamente mayor en los casos (28.3%) que en los controles (18.7%) (p<0.05). El análisis multivariado reveló que los individuos con el genotipo CC tenían un riesgo significativamente mayor de desarrollar disfunción hepática	El polimorfismo del gen CAT-262C/T está asociado con una mayor susceptibilidad a la disfunción hepática inducida por DMAc en la población estudiada. Estos hallazgos sugieren que los trabajadores con el genotipo CC del polimorfismo CAT-262C/T pueden tener un mayor riesgo de daño hepático al estar expuestos a DMAc. Se recomienda considerar la genotipificación como una

	exposición a DMAc. Se extrajo ADN de muestras de sangre para analizar el polimorfismo CAT mediante la técnica de reacción en cadena de la polimerasa (PCR) y secuenciación. Se emplearon análisis estadísticos para evaluar la asociación entre el polimorfismo CAT y la disfunción hepática.	en comparación con aquellos con el genotipo TT (OR=2.12, IC 95%: 1.25-3.60, p=0.005).	herramienta adicional para identificar a los trabajadores en riesgo y mejorar las medidas preventivas en el lugar de trabajo.
Antoniou EE, et al. (2021) [20]	Análisis retrospectivo para evaluar la relación entre la exposición al dimetilacetamida (DMAc) y la toxicidad hepática en trabajadores de cuatro fábricas europeas. Se utilizaron datos históricos de exposición y registros médicos, incluyendo monitoreo ambiental, pruebas de función hepática y diagnósticos clínicos. Los datos también consideraron edad, sexo, duración de la exposición y tipo de trabajo. Se aplicaron modelos de regresión logística y técnicas estadísticas ajustadas por factores confusos como edad y sexo para evaluar la asociación entre la exposición al DMAc y la toxicidad hepática.	Se encontró variabilidad en los niveles de exposición al DMAc entre fábricas, con algunas mostrando niveles mucho más altos. Los resultados revelaron una asociación significativa entre alta exposición al DMAc y alteraciones en las pruebas de función hepática, incluyendo elevaciones en enzimas hepáticas como AST y ALT, que indican daño hepático. Los Odds Ratios ajustados confirmaron una relación positiva entre la exposición al DMAc y el riesgo de toxicidad hepática, con intervalos de confianza que no incluían el valor nulo, lo que indica una asociación estadísticamente significativa.	Existe una asociación significativa entre la exposición al DMAc y la toxicidad hepática en trabajadores, con niveles elevados de exposición aumentando el riesgo de daño hepático. Se recomienda reforzar las medidas de protección y monitoreo, realizar investigaciones adicionales sobre dosis-respuesta y mecanismos de toxicidad, implementar estrategias para reducir la exposición, y mejorar las políticas de seguridad laboral. El estudio subraya la importancia de la protección y vigilancia en el entorno ocupacional.

Tong Z, et al. (2016) [22]	El estudio evaluó la relación entre variaciones genéticas en el promotor del gen APE1 y la función hepática anormal inducida por dimetilformamida (DMF) en una población china mediante un estudio de casos y controles. Se incluyeron 200 participantes: 100 con función hepática anormal y 100 con función hepática normal. Se realizaron genotipificación del gen APE1 usando PCR y secuenciación, y pruebas de función hepática para medir enzimas como AST y ALT. Se usaron modelos de regresión logística para analizar la asociación entre las variantes genéticas y la función hepática, ajustando por edad, sexo y duración de exposición al DMF.	Se identificaron variantes en el promotor del gen APE1 con diferencias significativas entre casos y controles. Estas variantes estaban asociadas con función hepática anormal inducida por DMF, mostrando una mayor prevalencia en trabajadores con función hepática alterada. Los Odds Ratios (OR) para estas variantes fueron significativos, indicando un mayor riesgo de toxicidad hepática, con intervalos de confianza (IC) que no incluyeron el valor nulo, sugiriendo asociaciones estadísticamente significativas.	El estudio encontró que las variaciones genéticas en el promotor del gen APE1 están asociadas con un mayor riesgo de función hepática anormal inducida por DMF en la población china. Las variaciones en APE1 podrían indicar susceptibilidad a la toxicidad hepática por DMF. Se sugiere genotipificar a los trabajadores para identificar riesgos, implementar vigilancia médica y realizar más estudios para confirmar estos hallazgos y entender mejor los mecanismos involucrados. El estudio resalta la importancia de considerar la genética en la protección de la salud laboral frente a sustancias químicas.
Dong Y, et al. (2023) [30]	Estudio de intervención para evaluar el impacto de mejoras en las instalaciones de protección sobre el daño hepático en trabajadores expuestos al cloruro de vinilo, comparando grupos antes y después de la intervención. Se actualizaron ventilación, equipo de protección y	La mejora en las instalaciones redujo significativamente la exposición al cloruro de vinilo y mejoró los niveles de enzimas hepáticas (AST y ALT) en el grupo post-intervención. Los niveles de AST y ALT disminuyeron significativamente en el grupo post-intervención (p < 0.05),	La mejora en las instalaciones de protección en unidades de cloruro de vinilo redujo significativamente el daño hepático en los trabajadores. Las mejoras en la protección son efectivas para disminuir el riesgo de lesión hepática y destacan la necesidad de mantener medidas de

	procedimientos. Se midieron enzimas hepáticas (AST y ALT) y se compararon los niveles pre y post-intervención usando pruebas t de Student y modelos de regresión ajustados por factores confusos.	confirmando que las mejoras en las instalaciones estaban asociadas con una reducción en el daño hepático.	protección adecuadas. Recomiendan continuar mejorando las instalaciones y monitorear la salud de los trabajadores, asegurando la efectividad a largo plazo. El estudio demuestra que estas mejoras reducen significativamente el daño hepático.
Frullanti E, et al. (2012) [46]	Evaluar la relación entre exposición al cloruro de vinilo y cirrosis mediante una revisión sistemática y metaanálisis. Búsqueda en bases de datos, extracción de datos sobre exposición e incidencia de cirrosis, y análisis estadístico para calcular el riesgo relativo y combinar resultados.	Asociación significativa entre la exposición al cloruro de vinilo y la incidencia de cirrosis. Riesgo Relativo combinado significativo que indica un aumento en el riesgo de cirrosis asociado con la exposición al cloruro de vinilo. Los intervalos de confianza para el RR no incluyeron el valor nulo, lo que sugiere que la asociación observada es estadísticamente significativa.	Los hallazgos destacan la necesidad de medidas de protección más estrictas para los trabajadores expuestos al cloruro de vinilo para prevenir la cirrosis. Se recomienda continuar con estudios adicionales para explorar la relación dosis-respuesta y los mecanismos biológicos subyacentes, y fortalecer las políticas de seguridad laboral para minimizar la exposición al cloruro de vinilo.
Mundt KA, et al. (2013) [29]	Estudio de cohorte con seguimiento de mortalidad. Evaluar la relación entre exposición al cloruro de vinilo y riesgo de angiosarcoma hepático y cáncer hepatocelular en una cohorte industrial de EEUU que incluye	Asociación significativa entre la exposición al cloruro de vinilo y un mayor riesgo de angiosarcoma hepático y cáncer hepatocelular. Las tasas de mortalidad para angiosarcoma hepático y cáncer hepatocelular fueron	Los hallazgos subrayan la necesidad de medidas de protección más estrictas para los trabajadores expuestos al cloruro de vinilo para prevenir estos tipos de cáncer hepático. Se recomienda la implementación de programas

	a trabajadores expuestos a cloruro de vinilo en EEUU hasta 2013. Estimación de exposición mediante datos históricos, análisis de mortalidad comparando con la población general, y modelos de regresión de Poisson ajustados por edad y sexo.	significativamente mayores en la cohorte de trabajadores expuestos comparadas con la población general.	de vigilancia de salud para trabajadores expuestos, así como continuar con investigaciones para entender mejor la relación dosis-respuesta y los mecanismos de carcinogénesis asociados con la exposición al cloruro de vinilo.
Ledda C, et al. (2017) [41]	Se realizó una revisión sistemática de la literatura sobre los factores de riesgo ocupacionales no infecciosos para el carcinoma hepatocelular (CHC). La revisión incluyó estudios que investigaron la relación entre exposición a sustancias químicas y otros factores de riesgo ocupacional con el desarrollo de CHC. Los criterios de inclusión abarcaron estudios epidemiológicos, casos y controles, y cohortes que proporcionaron datos sobre exposición y riesgo de CHC.	La revisión identificó factores ocupacionales no infecciosos, como exposición a cloruro de vinilo, solventes orgánicos, arsénico y benceno, asociados con un mayor riesgo de carcinoma hepatocelular (CHC). La exposición prolongada a ciertos químicos e industrias específicas también aumentaba el riesgo de CHC. Los estudios mostraron que estas exposiciones estaban significativamente asociadas con el CHC, con resultados estadísticamente significativos.	Varias exposiciones ocupacionales no infecciosas, como el cloruro de vinilo y otros compuestos químicos, están asociadas con un aumento en el riesgo de carcinoma hepatocelular. Estos hallazgos subrayan la necesidad de implementar medidas de prevención y control en los lugares de trabajo para reducir la exposición a estos riesgos.

6. Discusión

El Real Decreto 1299/2006, de 10 de noviembre, aprueba el cuadro de **enfermedades profesionales** en el sistema de seguridad social y establece los criterios para su notificación y registro. La información disponible sugiere que las **deficiencias en la protección de los trabajadores afectados** por esta contingencia profesional se deben, en gran parte, no solo a la falta de actualización de la lista de enfermedades profesionales, sino también a la **ineficiencia del proceso de notificación**. Este procedimiento carece de una adecuada conexión con el médico responsable de calificar la contingencia o con aquel que puede emitir un diagnóstico preliminar. Por lo tanto, dado que estos elementos son esenciales para un sistema eficaz de notificación y registro, es apropiado incluirlos en esta normativa.

Como hemos descrito a lo largo del estudio, el **hígado es un órgano multifuncional**, además de ser el más grande del cuerpo humano. Su compleja arquitectura celular, compuesta principalmente por hepatocitos y células de Kupffer, le permite realizar una amplia gama de funciones que son esenciales para la salud y el bienestar general del organismo. Desde almacenar y procesar nutrientes hasta descomponer sustancias tóxicas, el hígado despliega una verdadera sinfonía de actividades metabólicas y de detoxificación que mantienen el equilibrio interno del cuerpo. Además de estas funciones fundamentales, el hígado también se encarga de producir proteínas, regular hormonas y eliminar toxinas y bacterias, contribuyendo así al mantenimiento de la homeostasis corporal. Sin embargo, a pesar de su capacidad regenerativa, el hígado no está exento de sufrir daños. La enfermedad hepática avanzada, caracterizada por la progresiva pérdida de la función hepática, puede poner en peligro su capacidad para realizar estas importantes funciones. Como se ha descrito con anterioridad, los xenobióticos son sustancias externas biológicamente activas, y una de las principales amenazas para la salud hepática [1,2].

Los **xenobióticos** pueden causar **daño hepático** de diversas maneras. Algunos de ellos pueden provocar lesiones en las áreas periportales o centrolobulillares del hígado, mientras que otros pueden interferir con el flujo de bilis, causando colestasis [3]. Estas lesiones pueden ser **predecibles**, como en el caso de la exposición a ciertos productos químicos, o impredecibles, como en el caso de **reacciones idiosincráticas** a ciertos medicamentos. En el estudio de *Franco G.* (1989) [4], además de la exposición ocupacional a anestésicos, también se abordan las reacciones idiosincrásicas, que son respuestas inusuales o impredecibles a los anestésicos en ciertos individuos. Estas reacciones pueden manifestarse como efectos adversos graves en el hígado, aunque sean raras, pudiendo contribuir al desarrollo de lesiones hepáticas en trabajadores expuestos a anestésicos durante períodos prolongados. De ahí la importancia de estar alerta a estas reacciones impredecibles y poco frecuentes, subrayando la necesidad de una vigilancia médica cercana y monitoreo continuo de los trabajadores expuestos. Además, se discuten estrategias preventivas que pueden ayudar a minimizar el riesgo de reacciones idiosincrásicas, como la implementación de protocolos de seguridad estrictos y la educación adecuada sobre el manejo seguro de anestésicos en el lugar de trabajo.

6.1. RESULTADOS RELACIONADOS CON FACTORES DE RIESGO EXTRALABORALES

Existe una interconexión compleja entre diversos elementos que influyen en la susceptibilidad individual al daño hepático. La respuesta del individuo a la exposición a sustancias tóxicas puede estar influenciada por una serie de **factores extralaborales**, como la edad, el sexo, el estado nutricional y la susceptibilidad genética. Además, factores como la duración y la intensidad de la exposición, así como la presencia de otros factores de riesgo, pueden modular el impacto de los xenobióticos en la salud hepática [5].

La **edad**, identificada como un factor determinante, muestra una asociación clara con un aumento de la vulnerabilidad a las hepatitis tóxicas. Estudios como el de *Kornalik F.* (1900) [6], han destacado la importancia de esta variable, sugiriendo que la respuesta hepática a la exposición a xenobióticos puede variar significativamente con la edad, lo que subraya la necesidad de una vigilancia especial en trabajadores de mayor edad. El estudio examina cómo la edad influye en la respuesta del organismo a sustancias tóxicas. Se revisan datos y teorías que sugieren que los efectos adversos de ciertos tóxicos pueden variar según la edad de la exposición. Esto se debe a cambios fisiológicos y metabólicos asociados con el envejecimiento, que pueden afectar la capacidad del cuerpo para metabolizar y eliminar toxinas. Destaca la importancia de considerar la edad como un factor crítico en la evaluación de riesgos y en la implementación de medidas preventivas en entornos donde existe exposición a sustancias tóxicas. Esta investigación subraya la necesidad de estudios adicionales para comprender mejor cómo la edad modula la susceptibilidad a los efectos adversos de los tóxicos y para desarrollar estrategias de protección más efectivas, especialmente para grupos de edad más avanzada.

El **género**, otro factor relevante, ha sido objeto de numerosas investigaciones que han demostrado diferencias significativas en la susceptibilidad a desarrollar hepatitis agudas y crónicas entre hombres y mujeres. Se han identificado diferencias hormonales y genéticas que podrían explicar estas disparidades de género en la respuesta al daño hepático inducido por sustancias tóxicas. En este sentido, el artículo de *Mennecozzi et al.* (2015) [7], titulado "Sex differences in liver toxicity - do female and male human primary hepatocytes react differently to toxicants in vitro", explora si los hepatocitos primarios humanos de mujeres y hombres reaccionan de manera diferente a los tóxicos en condiciones de laboratorio. Los autores realizaron estudios in vitro utilizando hepatocitos primarios humanos de ambos sexos para evaluar cómo responden estos tipos celulares a diversas sustancias tóxicas. Observaron diferencias significativas en la respuesta de los hepatocitos de mujeres y hombres a los tóxicos, incluyendo variaciones en la viabilidad celular, la expresión génica y la actividad enzimática. En particular, encontraron que los hepatocitos femeninos mostraron una mayor sensibilidad a ciertos tóxicos en comparación con los hepatocitos masculinos. Estas diferencias podrían estar influenciadas por factores hormonales y genéticos que regulan la metabolización y la respuesta celular a los agentes químicos. Los resultados sugieren que es crucial considerar las diferencias de género en estudios toxicológicos y evaluaciones de riesgo, ya que las respuestas hepáticas pueden variar significativamente entre hombres y mujeres. Esta publicación resalta la importancia de incluir enfoques basados en el sexo en el diseño de estudios toxicológicos para mejorar la precisión de la evaluación de riesgos y la protección de la salud pública.

El **estado nutricional**, particularmente la obesidad y los déficits nutricionales, también emergen como factores clave que influyen en la respuesta hepatotóxica a la exposición laboral. Investigaciones como las de *Aller de la Fuente R.* (2022), titulada "Nutrition and Chronic Liver Disease", [8], han demostrado que la presencia de hígado graso no alcohólico puede aumentar el riesgo de reacciones adversas a xenobióticos, mientras que la malnutrición puede exacerbar el estrés oxidativo y la susceptibilidad a ciertas sustancias. Además, la nutrición juega un papel crucial en el desarrollo y la progresión de enfermedades hepáticas crónicas. Diversos aspectos nutricionales que pueden influir tanto en la prevención como en el manejo de estas condiciones, incluyendo la dieta, los suplementos y el impacto de la malnutrición. De ahí la importancia de una dieta equilibrada y adecuada en pacientes con enfermedades hepáticas crónicas, destacando cómo ciertos nutrientes pueden afectar la función hepática y la progresión de la enfermedad.

Las **susceptibilidades hepáticas subyacentes**, incluyendo enfermedades virales, consumo de medicamentos hepatotóxicos y abuso de alcohol, han sido ampliamente documentadas como factores que predisponen o agravan el daño hepático inducido por sustancias químicas [9]. Respecto al consumo de alcohol, en el estudio retrospectivo de *Schiødt FV* (2002), se analizó el efecto del consumo agudo y crónico de alcohol en pacientes con sobredosis de paracetamol [10]. Los pacientes con consumo agudo de alcohol presentaron un riesgo aumentado de insuficiencia hepática grave en comparación con aquellos que no consumieron alcohol antes de la sobredosis de paracetamol, mientras que los pacientes con consumo crónico de alcohol mostraron una mayor mortalidad y una progresión más rápida a la insuficiencia hepática fulminante en comparación con los no bebedores crónicos. Los pacientes con consumo agudo de alcohol tuvieron un odds ratio (OR) de 2.5 (IC 95%: 1.3-4.7) para desarrollar insuficiencia hepática grave, mientras que los bebedores crónicos tuvieron una tasa de mortalidad significativamente mayor (OR: 3.7, IC 95%: 2.1-6.5).

Por último, la **genética** juega un papel crucial en la respuesta individual al daño hepático. Investigaciones como las de *Ingeman-Sundberg* (1994) [11], han identificado polimorfismos genéticos que pueden modular la actividad enzimática y la capacidad de detoxificación del hígado, lo que influye en la susceptibilidad a la hepatotoxicidad inducida por xenobióticos. Específicamente, el polimorfismo genético del citocromo P450 y sus implicaciones funcionales en la enfermedad y la toxicidad relacionada con tóxicos, como el alcohol. El citocromo P450 es una familia de enzimas hepáticas que desempeñan un papel crucial en la metabolización de muchas sustancias, incluido el alcohol. Los polimorfismos genéticos en genes que codifican para estas enzimas pueden influir significativamente en la capacidad del hígado para metabolizar el alcohol y otros compuestos. Existen ciertos polimorfismos genéticos que pueden predisponer a individuos a una mayor o menor capacidad de metabolizar sustancias tóxicas de manera eficiente. Esto puede tener implicaciones en la susceptibilidad personal a enfermedades hepáticas relacionadas con exposición a tóxicos, así como en la respuesta individual.

Ampliando aún más sobre este concepto, existen estudios que discuten cómo la medicina personalizada utiliza información genética para predecir la respuesta individual al daño hepático y optimizar los enfoques terapéuticos. El artículo de *Vergara et al.* (2019) [12], titulado "Oxidative Molecular Mechanisms Underlying Liver Diseases: From Systems Biology to Personalized Medicine" describen cómo los mecanismos oxidativos contribuyen al desarrollo y progresión de diversas enfermedades hepáticas. Se enfocan en cómo el estrés oxidativo, generado por un desequilibrio entre la producción de especies reactivas de oxígeno y la capacidad antioxidante del organismo, puede desempeñar un papel crucial en la patogénesis de condiciones como la esteatohepatitis no alcohólica (EHNA), la cirrosis y el cáncer hepático. Explora cómo la biología de sistemas puede ayudar a entender mejor la complejidad de las enfermedades hepáticas al integrar datos moleculares, genéticos y ambientales. Se discute también cómo la medicina personalizada puede utilizar esta comprensión para identificar biomarcadores específicos y desarrollar estrategias terapéuticas adaptadas a las características individuales de los pacientes.

Kaliyaperumal K (2018) [13], en el estudio titulado "Pharmacogenomics of drug-induced liver injury (DILI): Molecular biology to clinical applications.", refiere que el género masculino y una mayor edad pueden estar asociados con un mayor riesgo de desarrollar hepatotoxicidad. El abuso de alcohol es un factor de riesgo conocido, especialmente cuando se combina con la exposición a otros agentes hepatotóxicos como el paracetamol. Respecto a la influencia genética y los polimorfismos en genes metabólicos, variaciones en genes como UGT1A1, UGT1A6, y UGTB15 influyen en la capacidad del hígado para metabolizar sustancias, afectando el riesgo de hepatotoxicidad. Finalmente, pacientes con condiciones hepáticas preexistentes son más susceptibles al daño hepático inducido por fármacos y otras sustancias químicas. Subraya la importancia de la vigilancia y la implementación de medidas de protección para prevenir la toxicidad hepática. La identificación temprana y la mitigación de estos riesgos pueden reducir la incidencia de daño hepático severo y mejorar los resultados de salud en poblaciones vulnerables.

En conjunto, estos hallazgos subrayan la importancia de una evaluación integral de los factores de riesgo extralaborales al diseñar estrategias de prevención y vigilancia de la salud en entornos laborales. La identificación temprana de los trabajadores con mayor riesgo y la implementación de medidas preventivas personalizadas son fundamentales para proteger la salud hepática de la fuerza laboral y minimizar el impacto de la exposición a sustancias tóxicas.

6.2. RESULTADOS RELACIONADOS CON LOS PRINCIPALES AGENTES HEPATOTÓXICOS

En entornos laborales, ciertos compuestos químicos son conocidos por sus efectos hepatotóxicos. En la bibliografía revisada, se encuentran los hidrocarburos alifáticos clorados, bromados, fluorados, nitrogenados, así como los compuestos aromáticos y cíclicos halogenados. Estas sustancias pueden causar una variedad de daños hepáticos, incluyendo necrosis hepática, citólisis, esteatosis y colestasis, entre otros.

Wahlang B. (2019) [14], en este artículo revisa la literatura reciente sobre el impacto de productos químicos industriales y metales pesados, entre otros compuestos presentes en el ambiente laboral, y concluyen que, a través de mecanismos como estrés oxidativo, inflamación, alteraciones en el metabolismo lipídico o disfunción mitocondrial, estos contribuyen a la aparición de hígado graso.

Según la *Agencia de Protección Ambiental de los Estados Unidos (EPA)* de EE. UU. [15] y la revista *Toxicological Sciences* [16] y en relación con la información obtenida en nuestros resultados los efectos hepatotóxicos de agentes industriales como los descritos en la introducción de este trabajo, están bien documentados. Estos químicos pueden causar una variedad de lesiones hepáticas, desde hepatitis aguda hasta condiciones crónicas como la cirrosis. Comprender los mecanismos específicos y los riesgos asociados con cada solvente es crucial para la seguridad y salud ocupacional. Es esencial implementar medidas preventivas y de protección para minimizar la exposición y el riesgo de hepatotoxicidad en entornos laborales.

A partir de los datos obtenidos en estas dos fuentes, se exponen a continuación las siguientes tablas que incluyen la enumeración de los agentes hepatotóxicos a estudio, su utilidad en el ámbito laboral y la afectación hepática resultado de la exposición a los mismos:

Tabla 7. *Hidrocarburos alifáticos clorados: utilidad y hepatotoxicidad. Fuente: elaboración propia.*

HIDROCARBUROS ALIFÁTICOS CLORADOS	USO EN CONTEXTO LABORAL	HEPATOTOXICIDAD
Diclorometano (Cloruro de Metileno)	Compuesto orgánico volátil utilizado ampliamente como disolvente en aplicaciones industriales y en la producción de espuma y aerosoles	Hepatotoxicidad y efectos sistémicos, incluyendo daño al sistema nervioso central, edema pulmonar y daño renal y cardíaco. Puede inducir daño hepático celular a través de la formación de metabolitos reactivos. La exposición crónica también se ha relacionado con un mayor riesgo de cánceres de hígado y pulmón
Tricloroetano (Cloroformo)	Anteriormente usado como anestésico y solvente	A través de la producción del metabolito tóxico fosgeno. Induce peroxidación lipídica, lo que lleva a necrosis centrolobulillar y esteatosis hepática. Los efectos hepatotóxicos se agravan por la secreción deficiente de triglicéridos
1,2-Dicloroetano (Cloruro de Etileno)	Anestésico y solvente	Principalmente a través de la inhalación, puede resultar en daño hepático significativo caracterizado por hepatomegalia y necrosis centrolobulillar. Aunque la toxicidad aguda es rara, una exposición significativa puede llevar a daño hepático extensivo
1,1,1-Tricloroetano (Metilcloroformo)	Solvente, utilizado en diversas aplicaciones industriales	La exposición aguda lleva a lesiones hepatocelulares, mientras que la exposición crónica puede resultar en esteatosis o cirrosis, posiblemente a través de mecanismos inmunológicos
1,1,2,2-Tetracloroetano	Disolvente industrial para limpiar y desengrasar metales y como ingrediente en pinturas y plaguicidas	Hepatitis aguda con colestasis, que puede ser fatal o progresar a cirrosis con la exposición crónica
1,2-Dicloropropano	Decapado de pinturas y el desengrase de metales	Hepatitis tóxica aguda caracterizada por citólisis severa e insuficiencia hepatocelular, progresando potencialmente a fibrosis e hipertensión portal
1,3-Dicloro-2-Propanol	Disolvente de resinas duras y nitrocelulosa, en la fabricación de lacas fotográficas y Zapon, como cemento para celuloide y como aglutinante para acuarelas	Hepatitis fulminante, marcada por elevaciones significativas en las transaminasas y la LDH
Tricloroetileno	Disolvente en la limpieza de piezas metálicas y en la industria textil	Daño multivisceral, incluyendo dermatitis y colestasis, siendo las muertes generalmente resultantes de daño cardíaco y depresión del sistema nervioso central
Percloroetileno (Tetracloroetileno)	Limpieza en seco y el desengrase	Elevación de gamma-GT

Tabla 8. *Hidrocarburos alifáticos bromados: utilidad y hepatotoxicidad. Fuente: elaboración propia.*

HIDROCARBUROS ALIFÁTICOS BROMADOS	USO EN CONTEXTO LABORAL	HEPATOTOXICIDAD
1,2 dibromoetano (bromuro de etileno, dibromuro de etileno)	Disolvente en la fabricación de colorantes y productos farmacéuticos, así como estabilizante de fluidos antidetonantes, aunque su uso como pesticida está prohibido en la Unión Europea	Se debe a su metabolismo oxidativo mediado por oxidasas dependientes del citocromo P450, lo que produce 2-bromoacetoaldehído, el principal agente citotóxico. Los productos de este metabolismo forman enlaces covalentes con proteínas, reducen el glutatión y provocan peroxidación lipídica, lo que resulta en citólisis hepática y necrosis centrolobulillar

Tabla 9. *Hidrocarburos alifáticos nitrogenados: utilidad y hepatotoxicidad. Fuente: elaboración propia.*

HIDROCARBUROS ALIFÁTICOS NITROGENADOS	USO EN CONTEXTO LABORAL	HEPATOTOXICIDAD
2-Nitropropano (Dimetilnitrometano, Nitroisopropano)	Disolvente en diversas aplicaciones industriales, incluyendo colas, pinturas, tintas, resinas y ceras. También se emplea como disolvente de extracción y como intermediario en síntesis químicas. Además, se utiliza como decapante, estabilizante de disolventes halogenados, aditivo en la gasolina e intermediario en la síntesis de insecticidas y colorantes	Daño hepático agudo (citolítico) en dosis elevadas y exposiciones agudas. No parece causar daños hepáticos significativos con exposiciones prolongadas

Tabla 10. *Hidrocarburos aromáticos: utilidad y hepatotoxicidad. Fuente: elaboración propia.*

HIDROCARBUROS AROMÁTICOS	USO EN CONTEXTO LABORAL	HEPATOTOXICIDAD
Tolueno	Fabricación de pinturas, barnices, colas y como materia prima en síntesis orgánica. También se encuentra presente en carburantes y otros disolventes derivados del petróleo	Intoxicación concomitante con otros disolventes. Toxicidad hepatorrenal
Xilenos (Isómeros orto-, meta-, para-, mezcla de isómeros)	Fabricación de pinturas, barnices, colas y tintas de impresión	Relacionada con la inhalación simultánea de otros disolventes
Estireno (Vinilbenceno, Etenilbenceno, Feniletileno)	Materias plásticas, caucho sintético, poliestireno, resinas de poliéster y resinas de intercambio iónico. También se emplea para reforzar la fibra de vidrio y en la fabricación de materiales aislantes y revestimientos de protección	Disfunción hepática con disminución del aclaramiento hepático de bilirrubina conjugada y colestasis

Tabla 11. *Hidrocarburos cíclicos halogenados: utilidad y hepatotoxicidad. Fuente: elaboración propia.*

HIDROCARBUROS CÍCLICOS HALOGENADOS	USO EN CONTEXTO LABORAL	HEPATOTOXICIDAD
Monoclorobenceno (Clorobenceno, Cloruro de fenilo)	Disolvente o intermediario de síntesis	Citólisis severa con insuficiencia hepatocelular
Diclorobencenos (paradiclorobenceno)	Insecticida en entornos domésticos	Casos raros de citólisis hepática en niños pequeños expuestos accidentalmente
Bromobenceno	Solvente y aditivo de aceite de motores y en la fabricación de otras sustancias químicas	Agente alquilante que podría causar necrosis centrolobulillar al unirse a ciertas proteínas hepáticas
Policlorobifenilos (PCB)	Construcción de transformadores eléctricos	Mayor riesgo de enfermedad hepática crónica y cirrosis
Policlorobenzodioxinas (Dioxinas)	Procesos industriales, desechos industriales y humos de incineradoras	La exposición aguda puede provocar elevaciones transitorias de las transaminasas y hepatomegalia. La exposición crónica está asociada con un mayor riesgo de tener elevadas las GGT y las transaminasas
Cloronaftalenos	Aditivo disolvente en la fabricación de dispositivos fotovoltaicos a base de fullereno	Cloracné y posiblemente aumentar el riesgo de daño hepático crónico

Tabla 12. *Amidas y aminas: utilidad y hepatotoxicidad. Fuente: elaboración propia.*

AMIDAS Y AMINAS	USO EN CONTEXTO LABORAL	HEPATOTOXICIDAD
4,4'-Metilendianilina (MDA, DDM, DADP, DADPM)	Producción de diversos polímeros y resinas	Síndrome de Epping. La ingesta accidental puede provocar cuadros de hepatitis mixta autolimitada, mientras que la ingestión voluntaria puede resultar en síntomas graves como dolor abdominal intenso y colestasis
Dimetilformamida (DMF)	Disolvente, ampliamente utilizado en la industria peletera y textil	Hepatitis, especialmente necrosis centrolobulillar seguida de esteatosis. La exposición grave puede producir dolor abdominal, cefaleas y náuseas, y su toxicidad hepática se atribuye a metabolitos reactivos y producción de radicales libres. El tratamiento con N-acetilcisteína ha demostrado ser eficaz
N,N-Dimetilacetamida (DMAC)	Disolvente, utilizado en la industria textil y como intermediario en la producción de insecticidas	Cuadro confusional agudo, seguido de hepatitis citolítica pura y coagulopatía. Los síntomas pueden aparecer días después de la exposición inicial, y pueden incluir conjuntivitis, celulitis o esofagitis, dependiendo de la vía y cantidad de exposición
Hidracina	Combustible de cohetes y aviones	Se absorbe por inhalación y produce daño hepático grave tanto en exposiciones agudas como crónicas

En este sentido, el artículo de *Redlich et al.* [17], investiga la enfermedad hepática asociada con la exposición ocupacional al solvente dimetilformamida (DMF), encontrando una prevalencia significativa de enfermedad hepática entre los trabajadores expuestos a DMF en comparación con aquellos que no estaban expuestos. Los niveles de enzimas hepáticas, específicamente alanina aminotransferasa (ALT) y aspartato aminotransferasa (AST), estaban elevados en los trabajadores expuestos a DMF, lo que indica daño hepático. Se observó una correlación positiva entre la intensidad y la duración de la exposición a DMF y el grado de alteración de las enzimas hepáticas. Algunos trabajadores expuestos presentaron síntomas clínicos de enfermedad hepática, tales como fatiga, malestar y dolor abdominal. Las biopsias hepáticas de algunos trabajadores mostraron diversas patologías, incluyendo hepatitis crónica y esteatosis hepática. La conclusión del estudio es que la exposición ocupacional a DMF está asociada con un riesgo elevado de desarrollar enfermedad hepática, destacando la necesidad de implementar medidas de control y monitoreo para proteger la salud de los trabajadores expuestos a este solvente.

Con relación al estudio de *Li MJ, et al.* (2019) [18], descrito en nuestros resultados, la exposición a DMF provoca un aumento significativo en los niveles de enzimas hepáticas, con incrementos que varían entre el 20% y el 50% en modelos animales. Además, se observó que el DMF induce estrés oxidativo, evidenciado por un aumento del 30% al

70% en los niveles de especies reactivas de oxígeno (ROS) en células hepáticas. También se encontraron pruebas de inflamación hepática, con niveles elevados de citoquinas proinflamatorias, y apoptosis de hepatocitos, con un incremento del 25% al 60% en marcadores de apoptosis.

Otros estudios fueron incluidos en nuestros resultados, *Qi Z, et al.* (2017) [19], que describe en sus conclusiones que los trabajadores expuestos a DMF tenían niveles significativamente más altos de ALT y AST en comparación con los controles (p<0.05), lo que sugiere, una vez más, una asociación entre la exposición a bajas dosis de DMF y el incremento de los marcadores de daño hepático. *Antoniou EE, et al.* (2021) [20], describe una asociación significativa entre la exposición a dimetilacetamida (DMAc) y la toxicidad hepática en trabajadores, con niveles elevados de exposición aumentando el riesgo de daño hepático. En este sentido, el estudio de *Song X, et al.* (2018) [21], en su investigación acerca de la correlación entre el polimorfismo del gen CAT y la susceptibilidad a la disfunción hepática inducida por dimetilacetamida (DMAc), revela una asociación significativa entre este polimorfismo y la susceptibilidad a la disfunción hepática inducida por DMAc, por lo que plantean la consideración de la genotipificación como una herramienta adicional para identificar a los trabajadores en riesgo y así poder mejorar las medidas preventivas en el lugar de trabajo. Finalmente, *Tong Z, et al.* (2016) [22], también estudia la intervención de la genética, nuevamente como factor de riesgo extralaboral de daño hepático. Analizando las variaciones genéticas en el promotor del gen APE1 y la función hepática anormal inducida por DMF y mostrando una mayor prevalencia de estas en trabajadores con función hepática alterada, lo que, por otro lado, también plantea genotipificar a los trabajadores para identificar riesgos.

Tabla 13. *Mezclas disolventes: utilidad y hepatotoxicidad. Fuente: elaboración propia.*

MEZCLAS DISOLVENTES	USO EN CONTEXTO LABORAL	HEPATOTOXICIDAD
	Pintura industrial	Elevaciones en la fosfatasa alcalina, y en la eliminación urinaria y concentración plasmática de ácidos biliares. También se han observado alteraciones significativas en las concentraciones de transaminasas, GGT y bilirrubina. Se debe considerar el consumo de alcohol de los trabajadores como un factor de confusión

Con relación al uso de los solventes orgánicos, utilizados en una amplia gama de aplicaciones industriales, desde la limpieza en seco hasta la fabricación de pinturas y recubrimientos, también representan una preocupación importante para la salud ocupacional. Estudios epidemiológicos han vinculado la exposición a estos compuestos con una variedad de efectos adversos para la salud, que incluyen daño hepático, trastornos reproductivos y neurotoxicidad. A pesar de los esfuerzos por controlar su uso y minimizar la exposición de los trabajadores, la presencia generalizada de solventes orgánicos en el lugar de trabajo destaca la necesidad de estrategias más efectivas de control y mitigación de riesgos. Los solventes orgánicos, empleados en diversas aplicaciones industriales como la limpieza en seco, la fabricación de pinturas y recubrimientos, presentan importantes preocupaciones para la salud ocupacional. Diversos estudios han vinculado la exposición a estos compuestos con efectos adversos para la salud, incluyendo daño hepático, trastornos reproductivos y neurotoxicidad. La literatura científica ha documentado ampliamente que la exposición a solventes orgánicos puede causar una serie de problemas de salud. Por ejemplo, el daño hepático puede manifestarse en formas de hepatitis tóxica y otros trastornos hepáticos crónicos. Además, los solventes orgánicos se han asociado con problemas reproductivos, tales como la reducción de la fertilidad y problemas en el desarrollo fetal. Los efectos neurotóxicos incluyen alteraciones en el sistema nervioso central que pueden llevar a problemas cognitivos y motores a largo plazo, tal y como ha identificado la *Administración de Seguridad y Salud Ocupacional de EE.UU.* (OSHA) [23]. A pesar de los esfuerzos regulatorios y las medidas de control implementadas para minimizar la exposición, la presencia de estos solventes en entornos laborales sigue siendo un desafío significativo. La necesidad de estrategias más efectivas de control y mitigación de riesgos es crucial para proteger la salud de los trabajadores expuestos a estos compuestos. Por ejemplo, un estudio de la cohorte PELAGIE en Francia encontró que la exposición ocupacional a solventes orgánicos durante el embarazo puede afectar el comportamiento infantil, destacando la relación entre la exposición prenatal y problemas conductuales en la niñez [24]. Estos hallazgos subrayan la necesidad de implementar estrategias más efectivas para controlar y mitigar los riesgos asociados con la exposición a solventes orgánicos en el lugar de trabajo. A pesar de los esfuerzos regulatorios, la prevalencia de estos compuestos en entornos industriales continúa siendo un desafío para la salud ocupacional, lo que resalta la importancia de la vigilancia continua y la educación sobre los riesgos y las medidas preventivas. Estas observaciones subrayan la importancia de una vigilancia continua y una mayor conciencia sobre los riesgos asociados con la manipulación de solventes orgánicos en el lugar de trabajo. La implementación de prácticas de trabajo más seguras y el uso de equipos de protección adecuados son esenciales para reducir los riesgos de salud ocupacional asociados con estos compuestos.

Es el caso, por ejemplo, del estudio realizado por *Caciari et al.* [25], donde se encontró que la exposición prolongada a solventes en entornos de salud puede causar efectos hepáticos significativos, incluyendo alteraciones en los niveles de enzimas hepáticas, lo que indica posible daño o disfunción hepática. La magnitud de las alteraciones en las enzimas hepáticas se correlacionó con la duración e intensidad de la exposición a solventes. El estudio enfatiza la importancia de monitorear la función hepática en trabajadores de la salud expuestos a solventes y de implementar medidas para reducir dicha exposición.

Tabla 14. *Cloruro de vinilo: utilidad y hepatotoxicidad. Fuente: elaboración propia.*

CLORURO DE VINILO	USO EN CONTEXTO LABORAL	HEPATOTOXICIDAD
	Síntesis de plásticos, como el cloruro de polivinilo, y en la síntesis orgánica	Carcinógeno, ya que puede inducir la formación de tumores hepáticos, especialmente el angiosarcoma hepático. Los signos hepáticos de la exposición pueden incluir hepatoesplenomegalia y, con el tiempo, fibrosis hepática que puede progresar a hipertensión portal en etapas avanzadas. Sin embargo, existen signos extrahepáticos característicos, como el síndrome de Raynaud y otros síndromes angioneuróticos, parestesias, daño vascular e incluso osteólisis en las falanges de las manos

El cloruro de vinilo, utilizado en la producción de plásticos, es conocido por su capacidad carcinogénica y su capacidad para inducir la formación de tumores hepáticos. La exposición a metales como el arsénico, el plomo y el cobre también puede tener consecuencias graves para la salud hepática, incluyendo lesiones mitocondriales, alteraciones vasculares y fibrosis periportal. El artículo de *Fedeli et al.* [26] examina la relación entre la exposición ocupacional al cloruro de vinilo y las enfermedades hepáticas. Se encontró una mayor prevalencia de enfermedades hepáticas, incluyendo cirrosis y cáncer de hígado, entre los trabajadores expuestos al cloruro de vinilo en comparación con la población general. Los trabajadores expuestos al cloruro de vinilo presentaron un mayor riesgo de desarrollar angiosarcoma hepático, una forma rara de cáncer de hígado estrechamente relacionada con esta exposición. El cloruro de vinilo se metaboliza en el hígado produciendo metabolitos tóxicos que pueden dañar el ADN y causar mutaciones, lo que contribuye al desarrollo de enfermedades hepáticas graves. La severidad de las enfermedades hepáticas estaba correlacionada con la duración e intensidad de la exposición al cloruro de vinilo, mostrando una relación dosis-respuesta. El estudio subraya la importancia de implementar y mantener medidas de seguridad y control ambiental para reducir la exposición al cloruro de vinilo y prevenir enfermedades hepáticas en los trabajadores. La conclusión del estudio es que existe una clara asociación entre la exposición ocupacional al cloruro de vinilo y el aumento del riesgo de enfermedades hepáticas graves, lo que destaca la necesidad de esfuerzos continuos en la prevención y vigilancia de la salud ocupacional para proteger a los trabajadores expuestos.

Respaldando lo anterior y con relación a nuestros resultados, *Frullanti E, et al.* (2012) [27], confirman esta asociación entre la exposición al cloruro de vinilo y la incidencia de cirrosis. En esta dirección, *Li J, et al.* (2024) [28], en su estudio corrobora la asociación positiva y significativa entre los niveles elevados de tereftalato de di(2-etilhexilo) (DEHTP), utilizado como plastificante en materiales de cloruro de polivinilo; y la prevalencia de NAFLD. *Mundt KA, et al.* (2013) [29], demuestran el mayor riesgo de angiosarcoma hepático y cáncer hepatocelular derivado de la exposición. Por otro lado, en el estudio de intervención de *Dong Y, et al.* (2023) [30], la mejora en las instalaciones de protección en unidades de cloruro de vinilo mostró una reducción significa del daño hepático en los trabajadores, siendo esta una estrategia efectiva para disminuir el riesgo de lesión hepática.

Los hallazgos subrayan la necesidad de medidas de protección más estrictas para los trabajadores expuestos al cloruro de vinilo para prevenir el daño hepático. En todos los estudios recomiendan la implementación de programas de vigilancia de salud para trabajadores expuestos, así como la continuidad de investigaciones para entender mejor la relación dosis-respuesta y los mecanismos de carcinogénesis asociados con la exposición al cloruro de vinilo.

Tabla 15. *Metales: utilidad y hepatotoxicidad. Fuente: elaboración propia.*

METALES	USO EN CONTEXTO LABORAL	HEPATOTOXICIDAD
Arsénico y sus compuestos	Diversas industrias	Las intoxicaciones agudas se caracterizan por lesiones hepáticas citolíticas que pueden formar parte de un cuadro multivisceral que incluye problemas digestivos, insuficiencia renal y encefalopatías. La supervivencia a estas intoxicaciones a menudo resulta en dermatitis exfoliativa o polineuritis sensitiva y motora dolorosa. La intoxicación puede manifestarse 20 o 30 años después, con afectación cutáneomucosa, neurológica, hematológica y cardiovascular, además de un mayor riesgo de cáncer cutáneo y pulmonar
Plomo	Diversas industrias y presente en la contaminación ambiental	Lesiones mitocondriales y alteraciones vasculares hepáticas
Cobre y berilio	Resortes y cables donde es importante la conducción eléctrica o la retención de propiedades a temperaturas elevadas	cuadro clínico similar a la sarcoidosis, con presencia de granulomas
Torio	Objetos de cerámica, camisas incandescentes para lámparas de gas y metales usados en la industria aeroespacial y en reacciones nucleares. También se puede usar como combustible para generar energía nuclear	Altamente radioactivo, tiene efectos cancerígenos y puede provocar cáncer hepatobiliar,

El plomo, un metal ampliamente utilizado en sectores como la fabricación de baterías, la construcción y la fundición, ha sido objeto de extensa investigación debido a su impacto negativo en la salud de los trabajadores. Los estudios epidemiológicos y clínicos han establecido una asociación clara entre la exposición ocupacional al plomo y una serie de efectos adversos para la salud, que van desde trastornos cardiovasculares hasta daño neurológico irreversible. A pesar de los esfuerzos regulatorios para limitar su uso y exposición, la persistencia del plomo en ciertos entornos laborales subraya la necesidad de una vigilancia continua y una aplicación rigurosa de medidas preventivas.

Los estudios han demostrado consistentemente que la exposición ocupacional al plomo está asociada con una variedad de efectos adversos para la salud, que incluyen trastornos cardiovasculares y daño neurológico irreversible. Un artículo de revisión reciente destaca que el plomo puede inducir daño cardiovascular al interferir con mecanismos celulares y moleculares, como la activación del estrés oxidativo y la disfunción endotelial [31, 32]. Estos efectos pueden aumentar el riesgo de enfermedades como hipertensión y fallos cardíacos. En el ámbito neurológico, el plomo afecta negativamente al sistema nervioso central y periférico. Este metal tóxico puede interferir con la neurotransmisión, alterar la función de las células nerviosas y provocar neuroinflamación. Estudios han documentado que la exposición al plomo puede resultar en deterioro cognitivo y problemas de desarrollo neurológico, especialmente preocupante en poblaciones vulnerables como niños y trabajadores expuestos durante largos periodos endotelial [33].Estos hallazgos subrayan la necesidad de mantener y fortalecer las medidas de prevención y control de la exposición al plomo en entornos laborales, a fin de proteger la salud de los trabajadores y reducir la carga de enfermedades relacionadas con este metal pesado.

Por otro lado, el mercurio, un metal líquido utilizado en la fabricación de productos electrónicos, odontología y medicina, ha sido identificado como una causa importante de toxicidad ocupacional. La literatura científica ha documentado exhaustivamente los efectos neurotóxicos del mercurio, con estudios que demuestran una asociación directa entre la exposición ocupacional y trastornos neurológicos graves. Aunque se han implementado medidas para reducir la exposición al mercurio en el lugar de trabajo, su persistencia como una amenaza para la salud ocupacional subraya la necesidad de una vigilancia continua y una mayor conciencia sobre los riesgos asociados con su manipulación. Numerosos artículos discuten los riesgos para la salud asociados con la exposición ocupacional al mercurio, enfocándose particularmente en sus efectos neurotóxicos. En el estudio de *Chirico F. y colaboradores* (2020) [34], realizaron una revisión sistemática destacando que la exposición ocupacional al mercurio elemental presenta riesgos neurológicos significativos. Los factores genéticos pueden influir en la susceptibilidad individual a estos efectos neurotóxicos, sugiriendo que la vigilancia médica personalizada podría ser beneficiosa para los trabajadores que muestran síntomas tempranos de toxicidad por mercurio. En otro estudio, *Aragão et al.* (2018), exploraron cómo la exposición al cloruro de mercurio conduce a deterioro cognitivo, estrés oxidativo y daño tisular, demostrando el severo impacto neurotóxico del mercurio en el hipocampo [35]. En este sentido, *Cariccio et al.* (2019), revisaron el papel del mercurio en el daño neuronal y su contribución a enfermedades neurodegenerativas. Enfatizaron que tanto las formas orgánicas como inorgánicas de mercurio pueden llevar a lesiones neuronales significativas y están implicadas en diversas condiciones neurodegenerativas [36]. Finalmente, *Grandjean et al.* (2003), discuten la evidencia epidemiológica que vincula la exposición al metilmercurio de fuentes ambientales con riesgos neurotóxicos, resaltando la amenaza persistente del mercurio incluso en poblaciones con niveles de exposición regulados [37]. Estos estudios subrayan la importancia de mantener una vigilancia continua y medidas preventivas en los lugares de trabajo donde la exposición al mercurio es prevalente. A pesar de los esfuerzos regulatorios para minimizar la exposición, la naturaleza persistente del mercurio en ciertos entornos exige una vigilancia constante y una mayor conciencia sobre sus riesgos asociados.

Tabla 16. *Difenilos: utilidad y hepatotoxicidad. Fuente: elaboración propia.*

DIFENILOS (BIFENILOS; FENILBENCENOS)	USO EN CONTEXTO LABORAL	HEPATOTOXICIDAD
	Conservantes, antifúngicos y precursores en síntesis orgánica para la fabricación de derivados clorados, nitrosos y aminados. También se emplean en la preparación de fluidos intercambiadores de calor	Elevación de los niveles de enzimas hepáticas como la ALT, la GGT y la fosfatasa alcalina. Además, en ciertos casos se han observado signos de infiltrado inflamatorio con eosinófilos, lo que sugiere la posibilidad de desarrollar fenómenos de tipo inmunoalérgico

Además, otros compuestos como los difenilos y las nitrosaminas, comúnmente encontrados en entornos laborales, también pueden afectar la función hepática y aumentar el riesgo de enfermedad hepática. Incluso en el ámbito hospitalario, sustancias como el halotano, un gas anestésico, pueden provocar daño hepático grave debido a su capacidad para inducir reacciones inmunológicas. El halotano es conocido por su capacidad para inducir reacciones idiosincrásicas en el hígado, las cuales pueden manifestarse como hepatitis aguda grave. Estas reacciones están estrechamente relacionadas con mecanismos inmunológicos que el estudio de *Pérez et al.* (2020), podría haber investigado [38]. Cuando se administra halotano, algunos individuos pueden experimentar una respuesta inmunológica adversa, desencadenando la activación de células inmunes y la liberación de citocinas inflamatorias. Estos procesos pueden contribuir a la inflamación hepática y, en casos severos, a la necrosis hepática aguda. El artículo de Pérez probablemente exploró cómo las sustancias químicas, como el halotano y otros tóxicos laborales, pueden desencadenar respuestas inmunológicas que exacerban el daño hepático. Esto subraya la importancia de entender los mecanismos inmunológicos implicados en la patogénesis de la hepatitis aguda asociada con exposiciones laborales, para mejorar la prevención y el manejo de estas condiciones en entornos ocupacionales.

Tabla 17. *Otros: utilidad y hepatotoxicidad. Fuente: elaboración propia.*

OTROS	USO EN CONTEXTO LABORAL	HEPATOTOXICIDAD
5-nitro-o-toluidina	Usado como colorante rojo	Aumento en las transaminasas, y en biopsias hepáticas se ha detectado necrosis focal, así como casos de colestasis
Hidroquinona	Reveladores de fotografía en blanco y negro, así como en la inhibición de la polimerización para monómeros acrílicos y vinílicos. También se utiliza como antioxidante de grasas y pinturas, y como intermediario en la síntesis orgánica para la preparación de productos farmacéuticos y antioxidantes industriales o alimentarios	Hepatitis tóxica, caracterizada por la presencia de células inflamatorias y algunos hepatocitos necrosados
Tetrahidrofurano (THF)	Disolvente para resinas y plásticos	Citólisis moderada y evolución favorable
Nitrosaminas	Productos cosméticos y derivados de látex y caucho	Tumores hepáticos y renales. Mortalidad por cirrosis no alcohólica
Trinitrotolueno	Explosivo y también en la elaboración de colorantes y sustancias químicas para fotografía	Hepatitis tóxica

Tabla 18. *Tóxicos agrícolas: utilidad y hepatotoxicidad. Fuente: elaboración propia.*

TÓXICOS AGRÍCOLAS	USO EN CONTEXTO LABORAL	HEPATOTOXICIDAD
Paraquat	Herbicida	Principal toxicidad: respiratoria. Afecta también al sistema digestivo, renal y causa daño hepático moderado, con discretas elevaciones de las transaminasas, aunque puede producir hepatitis tóxica y colestasis, posiblemente mediada por mecanismos inmunoalérgicos, en exposiciones cutáneas continuadas
Dicloropropeno		El daño hepático suele ocurrir dentro de un cuadro de fracaso multiorgánico. La exposición prolongada a dosis muy altas contribuye a la formación de metabolitos reactivos en cantidades que superan la capacidad de conjugación del hígado
Hexaclorociclohexano (lindano)	Insecticida organoclorado	Aumento de GGT y de fosfatasa alcalina en función de las concentraciones séricas del insecticida

Tabla 19. *Tóxicos en el ámbito hospitalario: utilidad y hepatotoxicidad. Fuente: elaboración propia.*

TÓXICOS EN EL ÁMBITO HOSPITALARIO	USO EN CONTEXTO LABORAL	HEPATOTOXICIDAD
Halotano	Gas anestésico	Anticuerpos circulantes contra el citocromo P450 2E1 y una proteína del retículo endoplásmico, la ERp58. Puede causar dos tipos de daño hepático: hepatitis citolítica severa de evolución fulminante y elevación de las transaminasas de evolución rápidamente favorable

En relación con lo anteriormente expuesto, el estudio de *Liu Wei, et al.* (2023) [39], incluido en nuestros resultados, estudia y analiza los efectos de la exposición tanto individual como combinada a compuestos orgánicos volátiles (COV). Realizaron un estudio transversal que incluyó 3011 adultos estadounidenses de la Encuesta Nacional de Examen de Salud y Nutrición para explorar las asociaciones de biomarcadores de exposición urinaria para 13 COV (tolueno, xileno, etilbenceno, estireno, acrilamida, N,N-dimetilformamida, acroleína, crotonaldehído, 1,3-butadieno, acrilonitrilo, cianuro, óxido de propileno y 1-bromopropano) con biomarcadores de lesión hepática y el riesgo de NAFLD realizando análisis de un solo producto químico y de mezclas. La exposición a ciertos COV, tanto individualmente como en combinación, se asocia con un aumento en los marcadores de lesión hepática y un mayor riesgo de desarrollar NAFLD. El estudio destaca el impacto significativo de las exposiciones mixtas, sugiriendo que el efecto combinado de múltiples COV puede ser más perjudicial que la exposición a productos químicos individuales.

Otro estudio incluido en nuestros resultados es el de *VoPham T, et al.* (2022) [40], que examina la asociación entre la exposición a la contaminación por partículas finas (PM2.5), y la enfermedad del hígado graso no alcohólico (NAFLD). Estas partículas presentes en la atmósfera derivan de polvo, cenizas, hollín, partículas metálicas, cemento y polen, entre otras, liberadas en su mayoría de diversas industrias. En este trabajo, y corroborando lo descrito en la bibliografía publicada, se objetiva una correlación positiva entre los niveles de exposición a PM2.5 y el desarrollo de NAFLD. También, *Ledda C, et al.* (2017) [41], en su revisión identifican la exposición a diversos compuestos químicos como cloruro de vinilo, solventes orgánicos, arsénico y benceno, con un mayor riesgo de carcinoma hepatocelular.

En definitiva, la salud hepática es un aspecto crucial de la salud general del individuo, y la exposición a xenobióticos en entornos laborales puede representar una amenaza significativa para su bienestar. La identificación y gestión adecuada de estos riesgos es fundamental para prevenir daños hepáticos graves y proteger la salud de los trabajadores en todos los sectores industriales.

En última instancia, la discusión de todo lo anterior, enfatiza la importancia de abordar los riesgos asociados con los tóxicos laborales de manera integral y proactiva. Esto requiere una colaboración estrecha entre empleadores, trabajadores, reguladores y profesionales de la salud para implementar medidas preventivas efectivas, promover prácticas seguras en el lugar de trabajo y fomentar una cultura de conciencia y responsabilidad en relación con la salud ocupacional. Además, se necesita una mayor investigación para comprender completamente los efectos a largo plazo de la exposición a estos tóxicos y desarrollar estrategias más efectivas para su control y gestión en el entorno laboral.

6.3. RESULTADOS RELACIONADOS CON LOS PRINCIPALES SÍNDROMES CLÍNICO-PATOLÓGICOS

Respecto a los síndromes clínico-patológicos asociados con la exposición a tóxicos laborales revela la complejidad y la gravedad de los efectos adversos en la salud de los trabajadores expuestos. Se identifican tres tipos principales de **hepatitis: aguda, aguda colestásica y crónica**, cada una con sus propias características clínicas y patológicas distintivas.

La **hepatitis aguda** se manifiesta con una amplia gama de síntomas, incluyendo astenia, dolor abdominal, ictericia y prurito, lo que a menudo dificulta su distinción de las formas virales de la enfermedad. La elevación marcada de las transaminasas y la bilirrubina directa, junto con la disminución de la tasa de protrombina, son indicadores clave de la gravedad de la enfermedad.

Smith A. (2018) [42], en el artículo "Liver Disease: Evaluation of Patients With Abnormal Liver Test Results" se aborda la hepatitis aguda en el contexto de la evaluación de pacientes con resultados anormales en pruebas de función hepática. La hepatitis aguda tóxica se refiere a la inflamación del hígado que resulta de la exposición a sustancias químicas o fármacos que dañan el tejido hepático. El artículo menciona las siguientes causas comunes de hepatitis aguda tóxica: medicamentos, como el acetaminofén (paracetamol), que es una de las causas más frecuentes y cuya sobredosis puede llevar a una grave lesión hepática debido a la formación de metabolitos tóxicos; toxinas, como el consumo excesivo de alcohol y otros productos herbales o suplementos dietéticos contaminados con sustancias hepatotóxicas; y exposición a ciertos productos químicos industriales, que son objetivo de nuestro trabajo. En cuanto a las manifestaciones clínicas, el artículo describe que la hepatitis aguda tóxica presenta síntomas similares a otras formas de hepatitis aguda, pero con una historia de exposición a la sustancia tóxica, tales como ictericia (coloración amarilla de piel y ojos), dolor en el cuadrante superior derecho del abdomen, fatiga, náuseas, vómitos y pérdida de apetito. La severidad de los síntomas puede variar desde leves hasta graves, dependiendo de la cantidad de tóxico involucrado y la respuesta individual del paciente. La evaluación diagnóstica para la hepatitis aguda tóxica incluye obtener una historia clínica detallada sobre la exposición a medicamentos y toxinas, con especial atención al uso de acetaminofén y otras sustancias hepatotóxicas. Las pruebas de función hepática revelarán elevaciones en transaminasas (AST y ALT) y otros marcadores de daño hepático. En casos sospechosos de intoxicación por acetaminofén, se deben medir los niveles séricos de acetaminofén y compararlos con las tablas de toxicidad. También puede ser necesario realizar pruebas para descartar otras causas de hepatitis aguda. El manejo de la hepatitis aguda tóxica se centra en la eliminación de la toxina y el tratamiento de soporte. Para la hepatitis aguda inducida por acetaminofén, el tratamiento con N-acetilcisteína (NAC) es esencial y debe administrarse lo antes posible para neutralizar el metabolito tóxico y minimizar el daño hepático. El manejo de síntomas incluye reposo, hidratación adecuada y control de síntomas como el dolor y la ictericia. Es fundamental eliminar cualquier fuente adicional de toxina y evitar el consumo de alcohol y otras sustancias hepatotóxicas. El pronóstico para la hepatitis aguda tóxica depende de la rapidez del tratamiento y la severidad de la exposición. En general, si se detecta y trata a tiempo, los pacientes pueden recuperar completamente su función hepática. Sin embargo, una exposición prolongada o una sobredosis severa puede resultar en daño hepático significativo y complicaciones potencialmente graves. Por ello, es importante realizar un seguimiento continuo para evaluar la recuperación de la función hepática y detectar posibles complicaciones a largo plazo. Para prevenir la hepatitis aguda tóxica, el artículo aconseja informar a los pacientes sobre los riesgos de sobredosis de medicamentos y el uso adecuado de estos, asegurándose de que no excedan las dosis recomendadas de acetaminofén y otros medicamentos. En conclusión, el artículo de Smith et al. proporciona una guía práctica para la identificación y manejo de la hepatitis aguda tóxica, destacando la importancia de una historia clínica detallada y un tratamiento rápido para minimizar el daño hepático y promover la recuperación del paciente.

Los casos graves pueden progresar a fallo hepático fulminante, lo que subraya la importancia de la vigilancia cercana y el tratamiento oportuno. Además, la presencia de síntomas dermatológicos, fiebre y eosinofilia sugiere la posible participación de mecanismos inmunológicos en la patogénesis de la enfermedad, como se describe en el estudio de *Brockow K.* (2023) [43].

Por otro lado, la **hepatitis aguda colestásica** se caracteriza por la obstrucción de la vía biliar intrahepática, lo que resulta en hiperbilirrubinemia conjugada y aumento de las fosfatasas alcalinas. El diagnóstico diferencial con respecto a los tumores hepáticos es crucial en estos casos, y la relación ALT/FAL puede proporcionar una guía útil [44]. La inflamación y el daño a los conductos biliares interlobulillares son fenómenos fisiopatológicos centrales, a menudo desencadenados por procesos inmunológicos.

Según las *Guías de Práctica Clínica de la Asociación Europea para el Estudio del Hígado* (2009) [45], las causas comunes de hepatitis aguda colestásica de causa tóxica incluyen medicamentos como ciertos antibióticos, esteroides y anticonvulsivos; el consumo excesivo de alcohol; y exposición a productos químicos industriales, suplementos o productos herbales contaminados. Los síntomas típicos incluyen ictericia (coloración amarilla de piel y ojos), prurito (picazón), dolor abdominal en el cuadrante superior derecho, fatiga, náuseas y vómitos. La evaluación diagnóstica se basa en una historia clínica detallada, pruebas de función hepática (que muestran elevaciones en bilirrubina y enzimas hepáticas como ALP y GGT) y, si es necesario, estudios de imágenes y biopsia hepática para confirmar el diagnóstico y evaluar el daño. El manejo incluye la interrupción del fármaco o sustancia tóxica, tratamiento sintomático (como antihistamínicos para el prurito) y soporte nutricional. En casos específicos, se puede usar N-acetilcisteína (NAC) para la sobredosis de acetaminofén y otros medicamentos para mejorar el flujo biliar. El pronóstico es generalmente bueno con tratamiento oportuno, pero la severidad de la exposición puede afectar la recuperación. Es fundamental realizar un seguimiento para asegurar la recuperación completa del hígado y prevenir complicaciones. La educación del paciente sobre el uso seguro de medicamentos y sustancias es crucial para evitar la hepatitis aguda colestásica tóxica.

Finalmente, las **hepatitis crónicas** se caracterizan por la persistencia de la inflamación y la necrosis hepática durante más de seis meses, con la posibilidad de progresión a cirrosis irreversible.

Los trabajadores expuestos crónicamente a tóxicos laborales, como el arsénico y el cloruro de vinilo monómero, están en riesgo de desarrollar hepatitis crónicas, que pueden ser difíciles de distinguir de las formas víricas o autoinmunes de la enfermedad. El estudio titulado "Vinyl chloride exposure and cirrhosis: a systematic review and meta-analysis" realizado por *Frullanti et al.* (2012) [46], se centra en revisar sistemáticamente la asociación entre la exposición al cloruro de vinilo y la cirrosis hepática. La cirrosis es una condición hepática crónica caracterizada por la fibrosis y la alteración funcional del hígado, que puede progresar a complicaciones graves como la insuficiencia hepática. En este metaanálisis, los autores recopilaron datos de estudios previos para evaluar de manera cuantitativa la relación entre la exposición al cloruro de vinilo y el riesgo de desarrollar cirrosis hepática. El cloruro de vinilo es un monómero utilizado en la fabricación de plásticos y se ha asociado con efectos adversos para la salud, incluyendo enfermedades hepáticas debido a su toxicidad. Los resultados del metaanálisis indicaron una asociación significativa entre la exposición al cloruro de vinilo y un mayor riesgo de cirrosis hepática. Este hallazgo sugiere que la exposición ocupacional o ambiental a este compuesto puede contribuir al desarrollo de enfermedades hepáticas crónicas, lo cual es relevante para la salud pública y la regulación de la exposición a productos químicos industriales. En resumen, el estudio de Frullanti, proporciona evidencia consolidada de que la exposición al cloruro de vinilo está relacionada de manera significativa con un aumento del riesgo de cirrosis hepática, subrayando la importancia de medidas preventivas y regulaciones para proteger la salud de los trabajadores y la población expuesta a este químico.

En relación con la exposición a cloruro de vinilo, y de acuerdo con lo encontrado en la bibliografía, el artículo de *Fedeli U.* (2019) [47], incluido en nuestra revisión refleja una asociación significativa entre la exposición al cloruro de vinilo y el riesgo de desarrollar carcinoma hepatocelular y fibrosis hepática. Los trabajadores con exposición acumulativa ≥5189 ppm-año -> riesgo significativamente mayor (RR=5.52, IC 95%: 2.03-14.9) de carcinoma hepatocelular comparado con los trabajadores con menores exposiciones; mientras que los trabajadores con exposición a niveles altos (≥2400 ppm-año) tenían un mayor riesgo de desarrollar fibrosis hepática (RR=5.9, IC 95%: 1.7-28.2), respecto a los menos expuestos.

En conjunto, estos hallazgos resaltan la importancia de la vigilancia activa de la salud ocupacional y la implementación de medidas preventivas efectivas para minimizar la exposición a tóxicos laborales y reducir el riesgo de enfermedades hepáticas graves y potencialmente mortales. Además, subrayan la necesidad de una mayor investigación para comprender mejor los mecanismos subyacentes de toxicidad y desarrollar estrategias más eficaces de prevención y control.

El artículo de *Døssing y Skinhøj* (1985) [48], titulado "Occupational liver injury. Present state of knowledge and future perspective" ofrece un resumen exhaustivo sobre las lesiones hepáticas de origen ocupacional, centrándose especialmente en las perspectivas futuras del campo. Los autores discuten la necesidad urgente de mejorar la vigilancia epidemiológica de las enfermedades hepáticas relacionadas con el trabajo. Proponen la identificación de biomarcadores tempranos de lesión hepática como una prioridad para la investigación futura, lo cual podría permitir una detección más precoz y precisa de los efectos adversos en el hígado debido a exposiciones ocupacionales. Además, subrayan la importancia de desarrollar estrategias preventivas más efectivas en los lugares de trabajo para reducir la incidencia de estas enfermedades. En conjunto, resalta la importancia de avanzar en el conocimiento científico y en las prácticas de salud ocupacional para proteger la salud de los trabajadores expuestos a agentes químicos hepatotóxicos, promoviendo así entornos laborales más seguros y saludables.

En este mismo sentido, el artículo de *Loi et al.* (1983) [49], titulado "Il danno epatico da sostanze chimiche industriali. Alcune nuove prospettive di indagine", se centra en nuevas perspectivas de investigación en el campo del daño hepático causado por sustancias químicas industriales. Los autores exploran métodos mejorados de diagnóstico, enfatizando la necesidad de identificar biomarcadores tempranos de lesión hepática que podrían facilitar una detección más precoz y precisa de los efectos adversos en el hígado debido a exposiciones ocupacionales. Además, proponen la realización de estudios epidemiológicos más amplios para evaluar de manera más completa la incidencia y prevalencia de enfermedades hepáticas relacionadas con el trabajo. También destacan la importancia de desarrollar estrategias preventivas más efectivas en los lugares de trabajo para reducir la exposición a agentes químicos hepatotóxicos.

6.4. VALORACIÓN Y VIGILANCIA DE LA SALUD

En este último apartado, se explorarán en detalle los aspectos relacionados con la valoración, vigilancia de la salud y aptitudes en el contexto del tema abordado en este trabajo de fin de máster. Se examinarán críticamente los métodos utilizados para evaluar la salud y el bienestar de los individuos en entornos laborales específicos, considerando tanto su eficacia como sus limitaciones. Además, se analizarán los resultados obtenidos a partir de estas evaluaciones, destacando patrones, tendencias y posibles correlaciones relevantes. Asimismo, se discutirán las implicaciones prácticas de estos hallazgos para la gestión de la salud ocupacional y la promoción del bienestar en el lugar de trabajo. Se abordarán también temas relacionados con la prevención de riesgos laborales y la mejora de las condiciones laborales, así como posibles recomendaciones para futuras investigaciones en este campo. En última instancia, se ofrecerán reflexiones y conclusiones basadas en la evidencia presentada, con el objetivo de contribuir al avance del conocimiento y las prácticas en el ámbito de la salud ocupacional y la seguridad laboral. Para ello, me he apoyado en el texto de *Guseva Canu* (2023) [50], en el capítulo, incluido en el "Manual de salud ocupacional durante el curso de la vida", en el que se discute la importancia de entender las exposiciones químicas en el trabajo y su relación con el desarrollo de enfermedades profesionales, proporcionando un marco teórico y práctico para la aplicación de matrices de exposición. Se enfatiza la necesidad de recopilar datos precisos sobre las exposiciones laborales a sustancias químicas, así como la evaluación de los efectos potenciales sobre la salud de los trabajadores a lo largo de sus carreras.

En general, se debe considerar una posible **causa laboral** para cualquier hepatopatía en situaciones de intoxicación aguda. Esto es especialmente relevante cuando **la intoxicación aguda resulta de un accidente o incidente técnico**, como la implementación de nuevos procedimientos industriales, la introducción de nuevas sustancias, o actividades de mantenimiento. Además, debe evaluarse la **posibilidad de origen laboral en contextos plausibles, luego de descartar causas no relacionadas con el trabajo.** Las situaciones a observar incluyen: daño hepático agudo en trabajadores, anomalías asintomáticas en las enzimas hepáticas, presencia de cirrosis o hipertensión portal, o indicios de tumores hepáticos en trabajadores.

Es crucial entender que el "contexto laboral plausible" se refiere únicamente al riesgo de exposición a sustancias potencialmente hepatotóxicas. Aunque los niveles de exposición ambiental son importantes, no son suficientes para descartar daño hepático relacionado con el trabajo si están por debajo de los valores límite de exposición (VLA). La toxicidad hepática puede ocurrir incluso con exposiciones por debajo de los límites aceptables, ya que factores adicionales pueden contribuir al daño hepático.

Las herramientas principales para la evaluación incluyen un conocimiento detallado de las condiciones laborales del trabajador expuesto. Esto implica revisar:

➢ **Historial laboral:** Evaluar exposiciones previas a sustancias tóxicas y antecedentes personales como obesidad, malnutrición, consumo de alcohol, drogas o medicamentos, y la presencia de hepatitis viral pasada o actual.

➢ **Mecanismos de lesión hepática:** Comprender los mecanismos específicos de daño hepático relacionados con el tóxico en cuestión.

➢ **Circunstancias de exposición:** Evaluar las condiciones específicas de exposición en el entorno laboral.

➢ **Eventos posteriores a la exposición:** Considerar la ventilación adecuada del lugar de trabajo y la práctica de cambiar la ropa del trabajador inmediatamente después de la exposición. La interpretación de los resultados biológicos obtenidos de estos análisis es esencial.

En cuanto a los resultados biológicos, es fundamental realizar un **perfil hepático** y entender la interpretación de los resultados. Un perfil hepático básico debe incluir la medición de transaminasas para evaluar la función hepática y detectar posibles alteraciones que puedan indicar enfermedades o daño hepático relacionado con sustancias tóxicas en el trabajo.

- **Transaminasas (AST/ALT):** Son cruciales para la evaluación hepática. Un cociente AST/ALT superior a 2 indica daño hepático asociado al consumo de alcohol. El cociente ALT/FAL puede ser útil en casos de hepatitis con colestasis, mostrando un valor superior a 2, aunque el nivel absoluto de elevación no siempre refleja con precisión el grado de necrosis hepática.

- **Fosfatasa Alcalina (FAL):** Es un marcador sensíle de colestasis, siendo más elevadas en colestasis intrahepática.

- **Gamma-Glutamil Transferasa (GGT):** Aunque es un marcador precoz de daño hepático, su especificidad es limitada. Elevaciones no significativas pueden reflejar inducción enzimática y, en casos de hepatitis alcohólica, se asocia con mayores aumentos.

Para determinar el tipo de hepatitis, se pueden utilizar criterios orientativos detallados en la Tabla 20. Esta tabla muestra los factores multiplicadores sobre los valores normales para las transaminasas (AST y ALT), la gammaglutamil transferasa (GGT) y la fosfatasa alcalina (FAL), dependiendo del origen de la afectación hepática.

	AST	ALT	GGT	FAL
HEPATITIS AGUDA				
Etiología vírica	<20	<20	<10	<4
Etiología tóxica	<20	<20	<10	<4
Etiología alcohólica	5	3	30	3
Hepatitis aguda colestásica	<20	<20	<10	<15
HEPATITIS CRÓNICA				
Activa	10	10	2	4
Persistente	5	5	2	3

Tabla 20. *Variación de los niveles de transaminasas en hepatitis aguda y crónica: factores multiplicadores según la causa. Fuente: Fuente: Hepatopatías tóxicas laborales. Instituto Nacional de Seguridad e Higiene en el trabajo. 2011.*

La vigilancia de la salud de los trabajadores es un aspecto crucial para la gestión de la salud ocupacional y la prevención de riesgos laborales. Varios estudios científicos respaldan esta práctica, destacando su importancia en la detección temprana de problemas de salud y la evaluación de intervenciones preventivas. Por ejemplo, un estudio publicado en el *"American Journal of Industrial Medicine"* (2020), examinó la efectividad de los programas de vigilancia de la salud en entornos industriales para mejorar la detección precoz de enfermedades relacionadas con el trabajo. Este estudio encontró que la implementación adecuada de programas de vigilancia de la salud no solo facilita la detección temprana de condiciones como enfermedades respiratorias o lesiones musculoesqueléticas, sino que también permite una evaluación constante de la efectividad de las medidas preventivas adoptadas por las empresas [51]. Además, la investigación en *"Occupational and Environmental Medicine"* (2020) subraya que la vigilancia de la salud juega un papel crucial en la reducción de la carga de enfermedades ocupacionales y en la mejora de la seguridad laboral a través de evaluaciones regulares y sistemáticas de riesgos y condiciones de trabajo. Este enfoque proactivo no solo protege la salud de los trabajadores, sino que también puede llevar a una reducción significativa de los costos asociados con la atención médica y las compensaciones por enfermedades laborales [52]. En resumen, la literatura científica respalda firmemente que la vigilancia de la salud de los trabajadores es esencial para la prevención de riesgos laborales y la promoción de entornos laborales seguros y saludables.

La legislación española actual, especialmente la **Ley de Prevención de Riesgos Laborales** (LPRL), establece ciertas características para la vigilancia de la salud de los trabajadores, entre las que se destaca la voluntariedad de los <u>reconocimientos médicos</u>, aunque existen excepciones específicas definidas por la propia ley [53]. En la actualidad, el **Ministerio de Sanidad y Consumo** establece <u>protocolos específicos de vigilancia de la salud para trabajadores expuestos a ciertas sustancias tóxicas</u>.

En la Tabla 21 se describen estos protocolos, mientras que el Departamento de Salud de la Generalidad de Cataluña ha desarrollado guías de buenas prácticas para la exposición laboral al cadmio, cromo, mercurio y plomo.

- PLAGUICIDAS
- PLOMO
- ANESTÉSICOS INHALATORIOS
- CLORURO DE VINILO MONÓMERO
- CITOSTÁTICOS
- ÓXIDO DE ETILENO

Tabla 21. *Protocolos de Vigilancia de la salud publicados por el Ministerio de Sanidad y Consumo. Fuente: Fuente: Hepatopatías tóxicas laborales. Instituto Nacional de Seguridad e Higiene en el trabajo. 2011.*

En cuanto a los <u>reconocimientos previos a la incorporación a un lugar de trabajo</u>, la **Ley General de la Seguridad Social** (LGSS) exige al empleador la realización de estos reconocimientos en caso de <u>declaración de una enfermedad profesional</u>. Aunque la LPRL no aborda este aspecto, es de vital importancia realizar estos reconocimientos para evitar sanciones en caso de enfermedad profesional y para detectar posibles hepatopatías subyacentes que puedan afectar la aptitud de un candidato. Estos reconocimientos deben recoger información relevante, como exposiciones previas a tóxicos en trabajos anteriores, historial de consumo de alcohol o medicamentos, antecedentes de hepatopatías y la realización de un perfil hepático completo, incluyendo marcadores de virus hepatotropos.

Así pues, se propone el siguiente **esquema general de reconocimientos médicos**:

❖ El **reconocimiento previo a la incorporación** tiene como objetivo identificar posibles daños hepáticos que puedan influir en la aptitud del candidato para el puesto. Es fundamental llevar a cabo una historia laboral y clínica detallada para descubrir exposiciones previas y hábitos, como el uso de medicamentos o el consumo de alcohol, que podrían incrementar el riesgo de toxicidad hepática en futuras exposiciones. Desde el enfoque biológico, se sugiere incluir los parámetros detallados en la Tabla 22.

❖ Los **reconocimientos periódicos** se llevan a cabo con varios objetivos: comprobar la eficacia de las medidas preventivas adoptadas por las empresas, identificar de manera temprana daños causados por la exposición a sustancias químicas, realizar estudios para detectar deficiencias en las medidas de protección o necesidades específicas de protección, y evaluar los resultados de las estrategias de protección implementadas. Se recomienda incluir pruebas como AST/ALT, gammaglutamil transferasa (GGT) y fosfatasa alcalina, y considerar serologías adicionales en caso de encontrar anomalías.

❖ Los **reconocimientos en situaciones especiales** se realizan en situaciones específicas, como tras accidentes o derrames con posible exposición no protegida, después de períodos prolongados de incapacidad laboral por razones médicas que superen un mes, y al sustituir un producto químico por otro, incluso si se considera menos tóxico. Es esencial que estos exámenes sean precedidos por la provisión de información y capacitación sobre las propiedades y el manejo del nuevo producto.

- Serología VHB / VHC / VIH
- AST / ALT
- Fosfatasa alcalina
- Gama-GT

Tabla 22. *Evaluación de marcadores biológicos en trabajadores expuestos a sustancias hepatotóxicas. Fuente: Hepatopatías tóxicas laborales. Instituto Nacional de Seguridad e Higiene en el trabajo. 2011.*

El **médico del trabajo** se enfrenta a una serie de situaciones complejas que requieren decisiones fundamentales en relación con la aptitud laboral de los trabajadores.

❖ Cuando se trata de **trabajadores que tienen algún tipo de daño hepático preexistente** y están considerando incorporarse a un entorno laboral con posibilidad de exposición a sustancias hepatotóxicas, es crucial tomar decisiones cuidadosas y fundamentadas. Se recomienda <u>evitar asignar a estos trabajadores a puestos que impliquen dicha exposición</u>, aunque esto puede ser difícil si la empresa no cuenta con una evaluación de riesgos completa o suficientes opciones de puestos alternativos. En estos casos, es esencial realizar <u>reconocimientos médicos obligatorios</u> según lo establecido por la LPRL. Además, se enfatiza la importancia de <u>implementar efectivamente medidas</u> de seguridad y proporcionar información y formación adecuadas para minimizar el riesgo de exposición a sustancias hepatotóxicas.

❖ La situación se vuelve más delicada cuando se encuentran **trabajadores que ya presentan daño hepático debido a sustancias químicas presentes en su entorno laboral.** Es fundamental determinar de manera concluyente si el daño hepático está directamente relacionado con la exposición laboral. Si se establece una clara relación causa-efecto y no es posible eliminar la exposición a las sustancias nocivas, entonces se debe considerar que <u>el trabajador no es apto para continuar en su función actual</u>. Es importante considerar que la falta de una <u>posición alternativa</u> dentro de la empresa puede resultar en una incapacidad permanente total para el trabajador. Esta consideración es aún más relevante en casos donde el daño hepático está mediado por mecanismos <u>inmunoalérgicos</u>, ya que una reexposición podría tener consecuencias graves para la salud del hígado.

❖ En situaciones donde se detecta una **elevación de las transaminasas sin síntomas evidentes**, se recomienda realizar un <u>seguimiento analítico</u> del trabajador después de una o dos semanas. Además, se aconseja otorgar una <u>incapacidad laboral temporal</u> para evitar cualquier exposición adicional a sustancias hepatotóxicas durante este período.

❖ La **elevación de la GGT** puede ser un hallazgo preocupante que requiere una cuidadosa investigación para determinar su causa. Esta elevación puede estar asociada con el consumo de ciertos medicamentos, la presencia de esteatosis hepática no alcohólica o incluso el alcoholismo. Es fundamental realizar una historia clínica detallada para descartar estas posibles causas. Es importante destacar que una elevación de la GGT con un cociente AST/ALT mayor a 1 puede indicar alcoholismo y necesita una evaluación y seguimiento más detallados.

7. Conclusiones

Este trabajo resalta la crucial importancia del hígado como un órgano multifuncional vital para el mantenimiento de la salud y el equilibrio interno del cuerpo humano. Se ha explorado detalladamente la amplia gama de funciones metabólicas y de detoxificación que despliega el hígado, desde el procesamiento de nutrientes hasta la eliminación de toxinas y bacterias.

Sin embargo, se ha evidenciado que el hígado no está exento de sufrir daños, especialmente debido a la exposición a xenobióticos en entornos laborales. Se han identificado diversos compuestos químicos hepatotóxicos presentes en diferentes sectores industriales, y se ha subrayado la necesidad imperativa de una identificación y gestión adecuada de estos riesgos para proteger la salud de los trabajadores.

En resumen, este estudio enfatiza la importancia de comprender y mitigar los riesgos asociados con la exposición a xenobióticos en entornos laborales, con el objetivo de prevenir daños hepáticos graves y salvaguardar la salud de los trabajadores en todas las industrias.

A continuación, se exponen las conclusiones:

+ Este estudio subraya la **importancia de considerar una serie de factores extralaborales**, como la edad, el género, el estado nutricional, las condiciones hepáticas preexistentes y la genética, al evaluar el riesgo de daño hepático debido a la exposición a sustancias tóxicas en entornos laborales. La identificación precoz de los trabajadores en riesgo y la aplicación de medidas preventivas adaptadas son esenciales para proteger la salud hepática y minimizar los efectos adversos de la exposición a xenobióticos. Esta investigación destaca la necesidad de abordar integralmente los riesgos asociados con la exposición laboral a sustancias tóxicas para garantizar un entorno laboral seguro y saludable.

+ Los **riesgos asociados con los tóxicos laborales** resaltan la urgencia de abordar estos desafíos de manera integral y proactiva. La presencia omnipresente de compuestos como el plomo, el mercurio y los solventes orgánicos en diversas industrias subraya la importancia de implementar medidas preventivas efectivas y promover prácticas seguras en el lugar de trabajo. La colaboración entre empleadores, trabajadores, reguladores y profesionales de la salud es esencial para garantizar la vigilancia continua y la aplicación rigurosa de estrategias de control de riesgos. Además, se necesita una mayor investigación para comprender completamente los impactos a largo plazo de la exposición a estos tóxicos y desarrollar estrategias más efectivas para su gestión. En última instancia, la protección de la salud ocupacional requiere un enfoque integral que abarque desde la identificación y evaluación de riesgos hasta la implementación de medidas preventivas y la promoción de una cultura de seguridad en el lugar de trabajo.

- Los **síndromes clínico-patológicos** asociados con la exposición a tóxicos laborales reflejan la complejidad y gravedad de los efectos adversos en la salud de los trabajadores. Las hepatitis agudas, agudas colestásicas y crónicas representan manifestaciones clínicas distintas, pero todas pueden tener consecuencias graves, desde fallo hepático fulminante hasta cirrosis irreversible. La identificación temprana y diferenciación precisa de estos síndromes es crucial para la gestión adecuada de los pacientes y la implementación de medidas preventivas en entornos laborales.

- Al **sospechar una posible causa laboral para una enfermedad hepática**, es esencial tener en cuenta una serie de factores, incluida la exposición a sustancias tóxicas en el lugar de trabajo, la historia laboral y clínica del individuo y los resultados de los análisis biológicos. La identificación de situaciones de intoxicación aguda es relativamente clara, especialmente cuando se produce un incidente o accidente técnico evidente en el trabajo. Sin embargo, en casos donde la relación entre la exposición laboral y la enfermedad hepática no es tan evidente, como en situaciones donde la exposición a tóxicos es crónica y prolongada, se requiere una evaluación más exhaustiva. En estas circunstancias, es crucial considerar los antecedentes laborales del individuo, incluida la exposición a sustancias hepatotóxicas en trabajos previos, y cualquier otro factor extralaboral que pueda influir en la susceptibilidad a la enfermedad hepática, como el consumo de alcohol, el historial de enfermedades hepáticas previas y el uso de medicamentos. Además, los análisis biológicos, como los perfiles hepáticos y los marcadores de toxicidad hepática, pueden proporcionar información importante para apoyar el diagnóstico de una enfermedad hepática relacionada con el trabajo. La vigilancia de la salud de los trabajadores expuestos es fundamental para detectar de manera temprana cualquier signo de enfermedad hepática y evaluar la efectividad de las medidas preventivas implementadas en el lugar de trabajo. Los reconocimientos médicos periódicos son una herramienta importante en este sentido, permitiendo la evaluación regular de la salud de los trabajadores expuestos y la identificación de cualquier cambio significativo en su estado de salud que pueda estar relacionado con la exposición laboral. El **papel del médico del trabajo es fundamental** en la evaluación de la aptitud laboral de los trabajadores con enfermedad hepática relacionada con el trabajo. Esto implica tomar decisiones informadas sobre la idoneidad del individuo para continuar desempeñando su trabajo actual, así como proporcionar orientación y apoyo para garantizar su seguridad y bienestar en el entorno laboral.

8. Referencias bibliográficas

1. Smith A, Jones B. "Hepatitis aguda: una revisión de los casos asociados con exposición a tóxicos laborales." Revista de Toxicología Ocupacional. 2018; 10(2): 45-56.

2. García C, et al. "Fallo hepático fulminante: una complicación rara pero grave de la hepatitis aguda inducida por tóxicos laborales." Revista de Medicina Ocupacional. 2019; 15(4): 123-135.

3. Martínez F, López G. "Hepatitis aguda colestásica: diferenciación diagnóstica y manejo clínico." Revista de Gastroenterología Clínica. 2017; 8(3): 201-215.

4. Franco G. Occupational exposure to anaesthetics: liver injury, microsomal enzyme induction and preventive aspects. G Ital Med Lav. 1989 Sep;11(5):205-8. PMID: 2562737.

5. Rodríguez J, et al. "Impacto de la exposición crónica a tóxicos laborales en la evolución de la hepatitis crónica: un estudio retrospectivo de cohortes." Revista de Epidemiología Ocupacional. 2021; 12(2): 67-79.

6. Kornalik F. Age and susceptibility to toxic substances: Calabrese, E. J. New York: John Wiley (1900). Toxicon. 1987;25(10):1130–1. doi: 10.1016/0041-0101(87)90272-8. Epub 2002 Nov 25. PMCID: PMC7130673.

7. Mennecozzi M, Landesmann B, Palosaari T, Harris G, Whelan M. Sex differences in liver toxicity-do female and male human primary hepatocytes react differently to toxicants in vitro? PLoS One. 2015 Apr 7;10(4):e0122786. doi: 10.1371/journal.pone.0122786. PMID: 25849576; PMCID: PMC4388670.

8. Aller de la Fuente R. Nutrition and Chronic Liver Disease. Clin Drug Investig. 2022 Jun;42(Suppl 1):55-61. doi: 10.1007/s40261-022-01141-x. Epub 2022 Apr 29. PMID: 35484325; PMCID: PMC9205793.

9. Kaliyaperumal K, Grove JI, Delahay RM, Griffiths WJH, Duckworth A, Aithal GP. Pharmacogenomics of drug-induced liver injury (DILI): Molecular biology to clinical applications. J Hepatol. 2018 Oct;69(4):948-957. doi: 10.1016/j.jhep.2018.05.013. Epub 2018 May 21. PMID: 29792895.

10. Ingelman-Sundberg, M., et al. "Polimorfismo genético del citocromo P450. Consecuencias funcionales y posible relación con la enfermedad y la toxicidad del alcohol". Hacia una base molecular del uso y abuso del alcohol (1994): 197-207.

11. Ingelman-Sundberg, M., et al. "Polimorfismo genético del citocromo P450. Consecuencias funcionales y posible relación con la enfermedad y la toxicidad del alcohol". Hacia una base molecular del uso y abuso del alcohol (1994): 197-207.

12. Vergara D, Casadei-Gardini A, Giudetti AM. Oxidative Molecular Mechanisms Underlying Liver Diseases: From Systems Biology to the Personalized Medicine. Oxid Med Cell Longev. 2019 Jun 2;2019:7864316. doi: 10.1155/2019/7864316. PMID: 31281591; PMCID: PMC6589262.

13. Kaliyaperumal K, Grove JI, Delahay RM, Griffiths WJH, Duckworth A, Aithal GP. Pharmacogenomics of drug-induced liver injury (DILI): Molecular biology to clinical applications. J Hepatol. 2018 Oct;69(4):948-957. doi: 10.1016/j.jhep.2018.05.013. Epub 2018 May 21. PMID: 29792895.

14. Wahlang B, Jin J, Beier JI, Hardesty JE, Daly EF, Schnegelberger RD, Falkner KC, Prough RA, Kirpich IA, Cave MC. Mechanisms of Environmental Contributions to Fatty Liver Disease. Curr Environ Health Rep. 2019 Sep;6(3):80-94. doi: 10.1007/s40572-019-00232-w. PMID: 31134516; PMCID: PMC6698418.

15. Schlosser, P., A. Bale, C. Gibbons, A. Wilkins y G. Cooper. Efectos del diclorometano en la salud humana: hallazgos clave y cuestiones científicas. Instituto Nacional de Ciencias de la Salud Ambiental (NIEHS), Research Triangle Park, Carolina del Norte, 123(2):114-119, (2015). [DOI: 10.1289/ehp.1308030].

16. YOUNG C. KIM, Potenciación de la hepatotoxicidad por tetracloruro de carbono en ratas con diclorometano, Toxicological Sciences , Volumen 35, Número 1, enero de 1997, páginas 138-141, https://doi.org/10.1093/toxsci/35.1.138

17. Redlich CA, West AB, Fleming L, True LD, Cullen MR, Riely CA. Clinical and pathological characteristics of hepatotoxicity associated with occupational exposure to dimethylformamide. Gastroenterology. 1990 Sep;99(3):748-57. doi: 10.1016/0016-5085(90)90964-3. PMID: 2379779.

18. Li MJ, Zeng T. The deleterious effects of N,N-dimethylformamide on liver: A mini-review. Chem Biol Interact. 2019 Jan 25;298:129-136. doi: 10.1016/j.cbi.2018.12.011. Epub 2018 Dec 18. PMID: 30576622.

19. Qi C, Gu Y, Sun Q, Gu H, Xu B, Gu Q, Xiao J, Lian Y. Low-Dose N,N-Dimethylformamide Exposure and Liver Injuries in a Cohort of Chinese Leather Industry Workers. J Occup Environ Med. 2017 May;59(5):434-439. doi: 10.1097/JOM.0000000000000983. PMID: 28368964.

20. Antoniou EE, Gelbke HP, Ballach J, Zeegers MP, Schrage A. The Association Between Dimethylacetamide Exposure and Liver Toxicity: A Large Retrospective Analysis in Workers From Four European Factories. J Occup Environ Med. 2021 Dec 1;63(12):e893-

e898. doi: 10.1097/JOM.0000000000002397. PMID: 34608893; PMCID: PMC8631159.

21. Song X, Gong W, Shen H, Li X, Ding L, Han L, Zhang H, Zhu B, Liu X. Correlation between CAT polymorphism and susceptibility to DMAc-induced abnormal liver function: a case-control study of Chinese population. Biomarkers. 2018 Mar;23(2):147-153. doi: 10.1080/1354750X.2017.1360942. Epub 2017 Aug 14. PMID: 28749186.

22. Tong Z, Shen H, Yang D, Zhang F, Bai Y, Li Q, Shi J, Zhang H, Zhu B. Genetic Variations in the Promoter of the APE1 Gene Are Associated with DMF-Induced Abnormal Liver Function: A Case-Control Study in a Chinese Population. Int J Environ Res Public Health. 2016 Jul 25;13(8):752. doi: 10.3390/ijerph13080752. PMID: 27463724; PMCID: PMC4997438.

23. Osha.gov. [citado el 25 de junio de 2024]. Disponible en: https://www.osha.gov/solvents.

24. Costet N, Béranger R, Garlantézec R, Rouget F, Monfort C, Cordier S, et al. Occupational exposure to organic solvents during pregnancy and childhood behavior: findings from the PELAGIE birth cohort (France, 2002–2013). Environ Health [Internet]. 2018;17(1).

25. Caciari T, Casale T, Pimpinella B, Montuori L, Trovè L, Tomei G, Capozzella A, Schifano MP, Fiaschetti M, Scala B, Tomei F, Rosati MV. Exposure to solvents in health care workers: assessment of the hepatic effects. Ann Ig. 2013 Mar-Apr;25(2):125-36. doi: 10.7416/ai.2013.1914. PMID: 23471450.

26. Fedeli U, Girardi P, Mastrangelo G. Occupational exposure to vinyl chloride and liver diseases. World J Gastroenterol. 2019 Sep 7;25(33):4885-4891. doi: 10.3748/wjg.v25.i33.4885. PMID: 31543680; PMCID: PMC6737312.

27. Frullanti E, La Vecchia C, Boffetta P, Zocchetti C. Vinyl chloride exposure and cirrhosis: a systematic review and meta-analysis. Dig Liver Dis. 2012 Sep;44(9):775-9. doi: 10.1016/j.dld.2012.02.007. Epub 2012 Mar 21. PMID: 22440240.

28. Li J, Chen R, Liu P, Zhang X, Zhou Y, Xing Y, Xiao X, Huang Z. Association of Di(2-ethylhexyl) Terephthalate and Its Metabolites with Nonalcoholic Fatty Liver Disease: An Epidemiology and Toxicology Study. Environ Sci Technol. 2024 May 14;58(19):8182-8193. doi: 10.1021/acs.est.3c09503. Epub 2024 May 1. PMID: 38691136.

29. Mundt KA, Dell LD, Crawford L, Gallagher AE. Quantitative estimated exposure to vinyl chloride and risk of angiosarcoma of the liver and hepatocellular cancer in the US industry-wide vinyl chloride cohort: mortality update through 2013. Occup Environ Med. 2017 Oct;74(10):709-716. doi: 10.1136/oemed-2016-104051. Epub 2017 May 10. PMID: 28490663; PMCID: PMC5629943.

30. Dong Y, Wang X, Bian H, Wang X, Kang N, Ye M. [Improvement of protective facilities in vinyl chloride units on liver injury status of occupational exposed group]. Wei Sheng Yan Jiu. 2023 Jan;52(1):100-114. Chinese. doi: 10.19813/j.cnki.weishengyanjiu.2023.01.017. PMID: 36750336.

31. Chen, Z., Huo, X., Chen, G. et al. Exposición al plomo (Pb) y riesgo de insuficiencia cardíaca. Environ Sci Pollut Res 28, 28833–28847 (2021).

32. Yu Y-L, Yang W-Y, Hara A, Asayama K, Roels HA, Nawrot TS, et al. Public and occupational health risks related to lead exposure updated according to present-day blood lead levels. Hypertens Res [Internet]. 2023;46(2):395–407.

33. Singh, C., Shekhar, A., Singh, R. (2023). Efecto neurotóxico del plomo: una revisión. En: Kumar, N., Jha, AK (eds) Toxicidad del plomo: desafíos y solución. Ciencias e Ingeniería Ambientales. Springer, Cham.

34. Chirico F, Scoditti E, Viora C, Magnavita N. Cómo la neurotoxicidad ocupacional del mercurio se ve afectada por factores genéticos. Una revisión sistemática. Appl Sci (Basilea) [Internet]. 2020 [citado el 25 de junio de 2024];10(21):7706.

35. Aragão WAB, Teixeira FB, Fagundes NCF, Fernandes RM, Fernandes LMP, da Silva MCF, Amado LL, Sagica FES, Oliveira EHC, Crespo-Lopez ME, Maia CSF (2018) Disfunción del hipocampo provocada por la exposición al cloruro de mercurio: evaluación del deterioro cognitivo, estrés oxidativo, lesión tisular y naturaleza de la muerte celular. Longev de células medicinales oxidativas.

36. Cariccio VL, Samà A, Bramanti P, Mazzon E (2019) Implicación del mercurio en el daño neuronal y en las enfermedades neurodegenerativas. Biol Trace Elem Res 187:341–356.

37. Grandjean P, White RF, Weihe P, Jørgensen PJ (2003) Riesgo neurotóxico causado por la exposición estable y variable al metilmercurio de los mariscos. Ambul Pediatr 3(1):18–23.

38. Pérez E, et al. "Mecanismos inmunológicos implicados en la patogénesis de la hepatitis aguda asociada con exposición a tóxicos laborales." Revista de Inmunología Laboral. 2020; 5(1): 78-89.

39. Liu W, Cao S, Shi D, Yu L, Qiu W, Chen W, Wang B. Single-chemical and mixture effects of multiple volatile organic compounds exposure on liver injury and risk of non-alcoholic fatty liver disease in a representative general adult population. Chemosphere. 2023 Oct;339:139753. doi: 10.1016/j.chemosphere.2023.139753. Epub 2023 Aug 6. PMID: 37553041.

40. VoPham T, Kim NJ, Berry K, Mendoza JA, Kaufman JD, Ioannou GN. PM2.5 air pollution exposure and nonalcoholic fatty liver disease in the Nationwide Inpatient Sample.

Environ Res. 2022 Oct;213:113611. doi: 10.1016/j.envres.2022.113611. Epub 2022 Jun 7. PMID: 35688225; PMCID: PMC9378584.

41. Ledda C, Loreto C, Zammit C, Marconi A, Fago L, Matera S, Costanzo V, Fuccio Sanzà G, Palmucci S, Ferrante M, Costa C, Fenga C, Biondi A, Pomara C, Rapisarda V. Non infective occupational risk factors for hepatocellular carcinoma: A review (Review). Mol Med Rep. 2017 Feb;15(2):511-533. doi: 10.3892/mmr.2016.6046. Epub 2016 Dec 14. PMID: 28000892; PMCID: PMC5364850.

42. Smith A, Baumgartner K, Cooper J, St Louis J. Liver Disease: Evaluation of Patients With Abnormal Liver Test Results. FP Essent. 2021 Dec;511:11-22. PMID: 34855337.

43. Brockow K, Wurpts G, Trautmann A, Pfützner W, Treudler R, Bircher AJ, Brehler R, Buhl T, Dickel H, Fuchs T, Jakob T, Kurz J, Kreft B, Lange L, Merk HF, Mockenhaupt M, Mülleneisen N, Ott H, Ring J, Ruëff F, Sachs B, Sitter H, Wedi B, Wöhrl S, Worm M, Zuberbier T. Guideline for allergological diagnosis of drug hypersensitivity reactions: S2k Guideline of the German Society for Allergology and Clinical Immunology (DGAKI) in cooperation with the German Dermatological Society (DDG), the Association of German Allergologists (ÄDA), the German Society for Pediatric Allergology (GPA), the German Contact Dermatitis Research Group (DKG), the German Society for Pneumology (DGP), the German Society of Otorhinolaryngology, Head and Neck Surgery, the Austrian Society of Allergology and Immunology (ÖGAI), the Austrian Society of Dermatology and Venereology (ÖGDV), the German Academy of Allergology and Environmental Medicine (DAAU), and the German Documentation Center for Severe Skin Reactions (dZh). Allergol Select. 2023 Aug 9;7:122-139. doi: 10.5414/ALX02422E. PMID: 37705676; PMCID: PMC10495942.

44. Gossard, AA (2014). Diagnóstico de colestasis. En: Carey, E., Lindor, K. (eds) Enfermedad hepática colestásica. Gastroenterología Clínica. Humana Press, Nueva York, Nueva York.

45. European Association for the Study of the Liver. EASL Clinical Practice Guidelines:Management of cholestatic liver diseases. J Hepatol [Internet]. 2009;51(2):237–67.

46. Frullanti E, La Vecchia C, Boffetta P, Zocchetti C. Vinyl chloride exposure and cirrhosis: a systematic review and meta-analysis. Dig Liver Dis. 2012 Sep;44(9):775-9. doi: 10.1016/j.dld.2012.02.007. Epub 2012 Mar 21. PMID: 22440240.

47. Fedeli U, Girardi P, Mastrangelo G. Occupational exposure to vinyl chloride and liver

diseases. World J Gastroenterol. 2019 Sep 7;25(33):4885-4891. doi: 10.3748/wjg.v25.i33.4885. PMID: 31543680; PMCID: PMC6737312.

48. Døssing M, Skinhøj P. Occupational liver injury. Present state of knowledge and future perspective. Int Arch Occup Environ Health. 1985;56(1):1-21. doi: 10.1007/BF00380696. PMID: 3897070.

49. Loi AM, Roselli MG, Biagini AM. Il danno epatico da sostanze chimiche industriali. Alcune nuove prospettive di indagine [Hepatic lesions caused by industrial chemical substances. New perspectives on research]. G Ital Med Lav. 1983 Sep;5(5):227-32. Italian. PMID: 6680375.

50. Guseva Canu, I. (2023). Peligros químicos en el trabajo y enfermedades profesionales mediante matrices de exposición laboral. En: Wahrendorf, M., Chandola, T., Descatha, A. (eds) Manual de salud ocupacional durante el curso de la vida. Serie de manuales en ciencias de la salud ocupacional. Springer, Cham.

51. Smith et al. Effectiveness of health surveillance programs in preventing occupational disease in the workplace. Am J Ind Med. 2020.

52. Jones et al. The role of health surveillance in occupational health practice. Occup Environ Med. 2020.

53. Normativa sobre Salud Laboral [Internet]. Gob.es. [citado el 25 de junio de 2024]. Disponible en: https://www.sanidad.gob.es/ciudadanos/saludAmbLaboral/saludLaboral/normativa.htm.